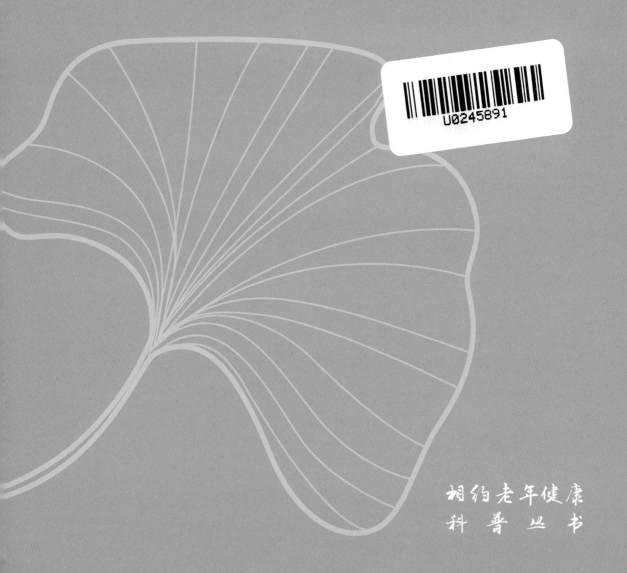

U0245891

相约老年健康
科普丛书

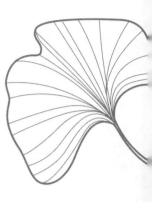

相约老年健康科普丛书

北京老年医院

组织编写

老年人
睡出健康病不扰

主 编 李长青
副主编 张景华 李影影 田 蓉
编 者（按姓氏笔画排序）

　　　马 毅　北京老年医院
　　　王 健　北京老年医院
　　　王岱稳　北京老年医院
　　　王陶然　北京老年医院
　　　王新宇　北京老年医院
　　　田 蓉　北京老年医院
　　　付万发　北京老年医院
　　　吕海丽　首都医科大学宣武医院
　　　吕继辉　北京老年医院
　　　刘前桂　北京老年医院
　　　刘翠萍　北京老年医院
　　　汤恭锋　北京老年医院
　　　李长青　北京老年医院
　　　李影影　北京老年医院
　　　吴玉芙　北京老年医院
　　　何新宇　中国医学科学院北京协和医院
　　　张守宇　北京老年医院
　　　张景华　北京老年医院
　　　赵 欣　北京老年医院
　　　赵慧英　北京老年医院
　　　晋连超　北京老年医院
　　　郭冰艳　北京老年医院
　　　程 斌　北京老年医院
　　　臧传义　北京老年医院
主 审 宋岳涛

人民卫生出版社
·北京·

相约老年健康
科普丛书

编写委员会

顾　　问　潘苏彦

总　主　编　禹　震

副总主编　宋岳涛　郑　曦　马　毅

编　　委　李方玲　陈雪丽　李长青

　　　　　吕继辉　杨颖娜　李　翔

截至 2022 年底，我国 60 岁及以上老年人口达 2.8 亿，占总人口的 19.8%；65 岁及以上老年人口近 2.1 亿，占总人口的 14.9%。"十四五"期间， 60 岁及以上老年人口预计超过 3 亿，占比将超过 20%，我国将进入中度老龄化社会。预计到 2035 年左右， 60 岁及以上老年人口将突破 4 亿，占比将超过 30%，我国将进入重度老龄化社会。中国不仅是人口大国，还是世界老年人口大国。老人安则家庭安，家庭安则社会安，面对快速发展的人口老龄化形势，面对世界绝无仅有的老年人口规模，如何走出一条有中国特色的应对人口老龄化之路，实现及时、综合、科学应对，是摆在党和政府及全体中国人面前的一个重要课题。

党的十九届五中全会明确提出"实施积极应对人口老龄化国家战略"，这是以习近平同志为核心的党中央在我国进入新发展阶段、开启社会主义现代化国家建设新征程之际作出的重大判断，是从党和国家事业发展全局出发作出的重大部署。 2021 年重阳节前夕，习近平总书记对老龄工作作出重要指示，强调贯彻落实积极应对人口老龄化国家战略，把积极老龄观、健康老龄化理念融入经济社会发展全过程。党的二十大报告提出"推进健康中国建设""把保障人民健康放在优先发展的战略位置"和"实施积极应对人口老龄化国家战略"。推进实现健康老龄化是民之所需、国之所愿的大好事，是新时代我国最主动、最经济有效、最可持续、最符合国情的应对人口老龄化的方式和举措，也最能体现人民至上、生命至上的宗旨。

为把健康老龄化落到实处，实现"生得要优、养得要壮、活得要好、老得要慢、病得要晚、走得要安"的目标，北京市积极构建以健康教育、预防保健、疾病诊治、康复护理、长期照护、安宁疗护为主要内容的综合连续、覆盖城乡、就近就便的老年健康服务体系和"预防、治疗、照护"三位一体的老年健康服务模式。北京老年医院作为全国著名的以老年健康服务为特色的三级医院，积极参与国家及北京市健康老龄化研究和项目的推进，同时还承担了北京市老年健康和医养结合服务指导中心的工作，统筹推进全市健康老龄化的实施，老年友善医疗机构建设等多项成果被国家卫生健康委员会上升为国家政策在全国推广，为全市和全国健康老龄化的实施作出了贡献。

常言道，最好的医生是自己，最好的医院是厨房，最好的药物是食物。每个人是自己健康的第一责任人，在维护自身健康的过程中，个人和家庭的生活方式发挥着关键性的主导作用。北京老年医院组织编写的《相约老年健康科普丛书》共6个分册，是专门写给老年朋友的科普著作，非常实用。本套丛书语言流畅，图文并茂，内容深入浅出，真正道出老年健康的真谛。民以食为天，《老年人吃出健康好身体》分册讲出了饮食健康在老年人维护自身健康中发挥着最基础、最重要的作用，只有合理膳食，保持营养平衡，才能保障人体各组织结构的稳定、新陈代谢作用的发挥和各种功能的高效协同。生命在于运动，《老年人运动健康一本通》分册道出运动是开启老年人身心健康之门的"金钥匙"，愿老年人始终保持充沛的精力和持续的运动功能，生命不息，运动不止。睡眠是保持身心健康的良药，也是解决烦恼问题的法宝，更是提高认知能力的补品，《老年人睡出健康病不扰》分册指明了睡眠在保障老年人健康方面的关键作用，人生约有1/3的时光是在睡眠中度过的，良好的睡眠为我们送来健康的身体、清醒的头脑、快乐的心情、平静的心态、良好的记忆、美丽的容颜、幸福的生活和精彩的世界。精神健康是保障人体身心健康的重要基石之一，《老年人精神健康小处方》分册送给老年人保持心情舒畅、排解忧愁、解除烦恼、远离焦虑、免除抑郁、避免失智、永葆认知的秘诀。做好安全防范，防微杜渐，可以免除日常生活中的许多麻烦，《老年人日常安全小知识》分册教给老年人如何防范居家生活中的用电、用气、用火和被盗风险，如何保障起居安全、出行安全、饮食安全、用药安全和财产安全等，小心驶得万年船，对于老年人更加适用。自身的健康命运掌握在自己手中，《老年人小病小痛小对策》分册为老年人送去了祛病强身、解除病痛的许多小策略、小妙招，达到疾病早预防、早发现、早诊断、早治疗、早康复之目的，起到事半功倍的作用。

聚沙成塔、集腋成裘，一件件看似每日都在重复的小事，构成了保障老年人乐享晚年健康生活、提高生命质量的一块块基石。本套丛书贴近老年人的生活，针对老年人的需求，真正体现了以老年人的健康为中心，相信本套丛书会给老年人维护自身健康指点迷津、传经送宝，为老年人答疑解惑，成为老年人生活中的良师益友。

最后，愿北京老年医院在积极应对人口老龄化的国家战略中发挥更大更重要的作用，百尺竿头更进一步！在此，向本丛书的所有参与者、支持者表示敬意和感谢！

王小娥
北京市卫生健康委员会党委委员
北京市老龄工作委员会办公室常务副主任
2023 年 3 月

序

二

党的十九届五中全会明确提出"实施积极应对人口老龄化国家战略"。《健康中国行动（2019—2030 年）》的"老年健康促进行动"中指出："我国老年人整体健康状况不容乐观……患有一种及以上慢性病的比例高达75%。失能、部分失能老年人约 4 000 万。开展老年健康促进行动，对于提高老年人的健康水平、改善老年人生活质量、实现健康老龄化具有重要意义。"老年人应改善营养状况、加强体育锻炼、参加定期体检、做好慢性病管理、促进精神健康、注意安全用药和家庭支持。为了更好地推进"老年健康促进行动"，北京老年医院组织编写《相约老年健康科普丛书》，共 6 册，分别从老年人的营养健康、运动健康、睡眠健康、精神健康、日常安全和慢性病防控等方面给予指导，目的是让老年人提高自身的健康素养，提升主动健康的能力和水平，达到强身健体、延年益寿、享有高品质生活之目的。

没有老年健康，就没有全民健康。老年人是一个特殊群体，随着年龄逐渐增长，会出现身体结构老化、功能退化、多病共存、多重用药、认知下降、心境不佳、适应不良、地位弱化、脆性增加和风险增大等一系列表现，且生理性衰老、心理性衰老和社会性衰老会越来越突出。维护好老年人的健康，实质上是一项复杂且系统的工程，要做好这一工程，最重要也是最经济的措施之一就是做好老年人的健康教育和预防保健工作。如何才能保障老年人的健康？就老年人个体而言，应坚持不懈地学习和掌握老年健康的相关知识和基本技能，在日常的生活中真正做到合理膳食、戒烟限酒、适量运动和心理平衡；就老年人家庭而言，应为老年人创建膳食平衡的饮食环境、便于出行的生活环境、舒适安全的居住环境和心情舒畅的文化环境；就老年医疗卫生机构而言，应为老年人创建涵盖健康促进、预防保健、慢性病防控、急性疾病医疗、中期照护、长期照护和安宁疗护等综合连续的老年健康服务；就国家而言，应为老年人创建老有所养、老有所医、老有所学、老有所为、老有所乐的社会环境。只有充分动员全社会的力量，才能将老年健康促进行动落到实处，才能真正实现健康老龄化的伟大战略目标。

北京老年医院是全国老年医院联盟的理事长单位，是老年友善医疗机构建设的发起者，是全国老年健康服务体系建设的龙头单位，也是北京市老年健康与医养结合服务指导中心和北京市中西医结合老年病学研究所的所在机构。北京老年医院人始终坚持促进老年健康、增进老年福祉的责任担当和使命，先后主持编写《健康大百科——老年篇》《健康大百科——老年常见健康问题篇》和《权威专家解读科学就医系列——老年人就医指导》等科普著作，深受读者的好评，愿本套《相约老年健康科普丛书》更能成为老年人的良师益友，引导老年人始终拥抱健康、享受健康。

本套丛书的编写，得到了北京市卫生健康委员会、北京市医院管理中心、北京市老龄工作委员会办公室的大力支持，得益于全市多家医疗机构科普专家的通力合作，在此一并致以最诚挚的谢意！

由于编写时间仓促和编写者水平有限，书中难免存在缺点和错误，愿老年读者朋友们不吝赐教。

禹 震

北京老年医院院长

2023 年 3 月

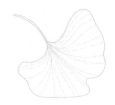
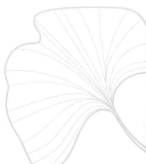

老年人

睡出健康病不扰

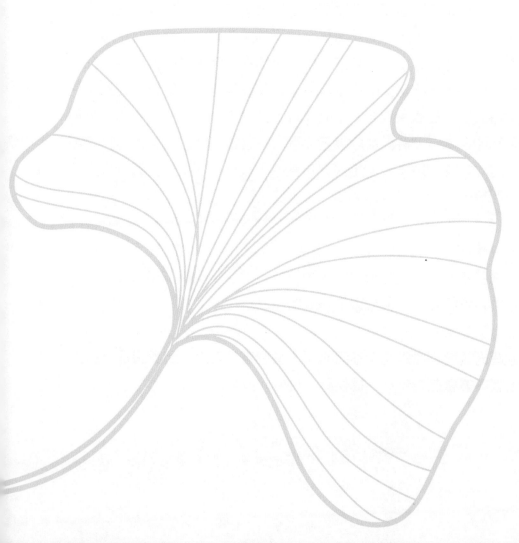

前言

　　睡眠是人类生命活动所必需的生理过程，约占人生 1/3 的时间，是健康不可缺少的组成部分。随着人口老龄化趋势的进展，老年人独居、健康状况下降、丧偶等事件的发生，老年人睡眠障碍的发生率不断升高。在美国 65 岁以上人群中，88% 的人存在入睡困难、觉醒次数多和早醒。2002 年国际精神卫生和神经科学基金会调查显示，全球有 27% 的人有睡眠障碍，我国人群中有 45.5% 的人存在睡眠问题，其中老年人占 56.7%，近 60% 的社区老年人 1 周内会出现数次睡眠问题。一项关于 65 岁以上老年人的研究结果显示，42% 的老年人同时存在入睡困难和维持睡眠困难，且老年人失眠的发生与死亡率升高显著相关。老年人睡眠障碍在很大程度上降低生活质量，而且也是导致老年人其他疾病患病率显著上升的原因之一。同时，睡眠障碍可伴发心脏病、抑郁症、阿尔茨海默病和其他慢性病，使老年睡眠障碍患者原发病病情加重。

　　睡眠医学目前是一门新兴的边缘交叉学科，涉及多个学科领域，如呼吸、神经、精神、心理、耳鼻喉、口腔等学科。同时，大多数老年人处于亚健康或疾病状态，具有多病并存、多系统功能障碍、多种老年综合征的临床表现，所以老年人面临的睡眠问题是多种多样的，即使是同样的问题在不同老年人身上造成的影响也是完全不同的，这也是老年人面对此类问题时的主要困扰。出版本书意在为老年人提供既有价值，读起来又不枯燥的手边书。书中的问题一部分来自临床医生出门诊时常被问到的问题，一部分来自社区老年人问卷调查，所有问题贴近生活，涉及睡眠的方方面面。当然，本书并不能解决所有问题，也不是让读者自己诊断疾病，而是让老年朋友在面对睡眠问题时，少一些困惑，少走一些弯路。

本书在编写过程中，得到了总主编——北京老年医院禹震院长的悉心指导，以及北京老年医院多位专家的鼎力支持。同时，中国医学科学院北京协和医院、首都医科大学宣武医院等单位的多位专家做了大量工作，在此一并致以诚挚的谢意！由于编写时间仓促，水平有限，书中的缺点和错误在所难免，真诚希望读者能够对书中不妥之处不吝赐教。

李长青

2023 年 3 月

目 录

一、睡眠的基础知识

二、中医养生与睡眠

三、各科疾病与睡眠

（一）精神心理科疾病与睡眠　　　　　　041

四、合理用药与睡眠

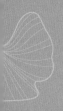

一、睡眠的基础知识

1. 什么是睡眠及睡眠障碍

睡眠是人类生命活动所必需的生理过程，约占人生 1/3 的时间。良好的睡眠状态是健康不可缺少的组成部分。如果睡眠不足、质量不高或不规律，就会使机体处于疲劳状态，人体免疫功能下降，神经内分泌系统紊乱，并且有导致肥胖、糖尿病、心脏病等疾病的危险。睡眠障碍是影响人类寿命的重要因素之一。

睡眠障碍是以入睡困难或睡眠维持困难、睡眠过度、睡眠行为异常等为表现的一类睡眠相关的临床综合征。睡眠障碍是老年人最常见的症状之一，长期反复睡眠障碍会影响老年人原发疾病的治疗和康复，加重或诱发某些躯体疾病，是威胁老年人身心健康的重要因素。

2. 与生俱来的睡眠，您知道是怎么回事吗

睡眠，我们从一出生到现在几乎每天都少不了。对一个正常人来说，假如每天晚上 10 点上床睡觉，第二天早上 6 点起床，那么一天 24 小时大约有 8 小时是在睡眠中度过的，差不多占据了 1/3 的时间。睡眠情况良好也是身体健康的标准之一。但是，我们去医院体检的时候，通常会量一量血压高不高，心率快不快，血糖、血脂指标正常不正常，却很少主动和医生谈及睡眠情况好不好，这说明普通人对于睡眠的重视和了解程度还远远不够。

一夜的睡眠过程看起来很简单，闭着眼睛往床上一躺，几个小时过去了，其实，在睡眠时，我们的大脑皮质正在经历着一系列周期性的变化。首先到来的是慢波睡眠，又称为非快速眼动睡眠，指从醒着的状态转到极浅睡期、浅睡期、中睡期、深睡期的过程。它有助于体力的恢复，促进孩子的生长发育。慢波睡眠以后进入快速眼动睡眠。之所以叫做快速眼动睡眠，是因为这个时期人的眼睛在不停地晃动，梦特别丰富，又被称为做梦时期。这个阶段有利于巩固记忆，促进智能发育和恢复精力。有人说自己睡觉踏实，无梦到天亮，其实是他没有在有梦的阶段醒来，不知道做过梦。经历一个慢波睡眠，再经历一个快速眼动睡眠周期，这样的一个周期耗时 90~120 分钟。在整夜的睡眠过程中，要经历 4~5 个这样的睡眠周期。即使一天的睡眠不足 4 小时，或者睡眠时间长一些也没关系，只要在睡眠过程当中能经历 4~5 个完整的睡眠周期，我们的精力和体力就足以恢复。

3. 什么样的睡眠算高质量的睡眠

虽然睡眠时间长短有个体差异，不一定睡眠时间长就意味着睡得好，但是高质量睡眠的主观感受一定是第二天起来神清气爽，我们的精神与体力都得到充分恢复。如果睡眠质量不高，极有可能影响到第二天正常的工作与学习。虽然国际上还没有睡眠质量评价标准，但有一定的评价方法，分为两大类：一是客观评价，目前公认的金标准是多导睡眠监测，除了采集、记录和分析常规的脑电图、眼动眼电图、心电图、肌电图、体位外，还能加入呼吸气流、胸部呼吸、血氧饱和度等生理参数，随着生物化学的发展，它还能监测血压、脉搏、阴茎勃起，甚至神经递质与神经内分泌；二是主观评价，国内外失眠相关量表有几十种，应根据量表特征与需要具体选择。所以，高质量的睡眠一定是个体的主观感受和客观的评价指标共同评估的结果。

4. 老年人睡眠特点有哪些

老年人的生理特征决定了他们的睡眠有以下特点：

（1）有效睡眠时间短，睡眠效率低下。随着年龄的增加，老年人睡眠效率逐渐下降，尽管就寝时间延长，但入睡困难，实际睡眠时间短。45岁时睡眠效率下降至年轻时的86%，70岁时睡眠效率下降至70%。有资料表明，65岁以上的老年人，虽然平均就寝时间为9小时，但实际平均睡眠时间只有约7小时。

（2）夜间易受内外因素的干扰，睡眠中可有多次短暂地觉醒，睡眠变得断断续续。

（3）浅睡眠增多，而深睡眠减少。65岁左右的老年人深睡期占睡眠时间的10%以下，75岁左右的老年人深睡眠基本消失。年龄越大，睡眠越浅。

（4）睡眠趋向早睡早起，睡眠阶段提前。也就是说，随着年龄变化，老年人易于在傍晚犯困，从而提前入睡，早上早醒，如此循环。

（5）白天容易打盹，以弥补晚上的睡眠不足。

（6）对睡眠-觉醒各阶段转变的耐受力较差，调整时差需要花较长的时间。

老年人睡出健康病不扰

5. 失眠和睡眠障碍是一回事吗

睡眠障碍是一类影响入睡或睡眠维持的疾病，包括睡眠过度、睡眠行为异常等。失眠是睡眠障碍的一种，是睡眠发动和维持障碍，常常与其他睡眠障碍共存或交替出现，如过度睡眠、睡眠觉醒节律异常、睡眠障碍伴发功能障碍（如睡眠呼吸障碍）等。从定义上来看，睡眠障碍包括的范围更大，而失眠只是睡眠障碍的一种，因此失眠和睡眠障碍并不完全是一回事。

6. 有睡眠障碍的老年人多吗

随着人口老龄化趋势的进展，老年人独居、健康状况下降、丧偶等事件的发生，老年人睡眠障碍的发生率不断升高。由于睡眠障碍的定义、诊断标准及调查方法不同，不同国家老年人睡眠障碍的发生率有一定的差异。在美国65岁以上人群中，88%的人存在入睡困难、觉醒次数多和早醒。2002年国际精神卫生和神经科学基金会调查显示，全球有27%的人有睡眠障碍，我国人群中有45.5%的人存在睡眠问题，其中老年人占56.7%。近60%的社区老年人1周内会出现数次睡眠问题。一项关于65岁以上老年人的研究结果显示，42%的老年人同时存在入睡困难和维持睡眠困难，且老年人失眠的发生与死亡率升高显著相关。另一项关于健康老年人睡眠问题的前瞻性研究显示，入睡时间超过30分钟和睡眠效率（睡眠总时间/卧床总时间）低于80%均是增加老年人死亡率的危险因素。睡眠障碍在很大程度上降低老年人的生活质量，也是导致老年人其他疾病的患病率显著上升的原因之一。同时，睡眠障碍可伴发心脏病、抑郁症、阿尔茨海默病和其他慢性疾病，可使老年睡眠障碍患者原发病情加重。睡眠障碍对人体健康的严重危害已经引起国内外学者的高度关注，已成为临床研究的重点和热点之一。国际精神卫生组织从 2001 年起，将每年 3 月 21 日定为"世界睡眠日"，旨在进一步扩大睡眠的相关研究，提高大众对睡眠的认识，从而提高生活质量。

7. 失眠常见的形式及分类有哪些

（1）临床常见的失眠形式：

入睡困难：入睡时间超过 30 分钟；

睡眠维持困难：夜间觉醒次数≥2 次或凌晨早醒；

睡眠质量下降：睡眠浅、多梦；

总睡眠时间缩短：通常少于 6 小时；

日间残留效应：次日感到头昏、精神不振、嗜睡、乏力等。

（2）失眠的分类：

急性失眠：病程 <3 个月；

慢性失眠：病程≥3 个月。

8. 老年人需要怎样的睡眠环境

老年人需要合适的睡眠环境，包括灯光、床上用品、室内温度及色彩等，可为健康睡眠提供帮助。①卧室的照明，要注意光线不要过强，消除"光污染"，尽量使室内光线变得柔和，缓解紧张情绪，对睡眠起到一定的帮助作用。②床上用品（包括被子、枕头等）同样是影响睡眠质量的关键。被子厚度应适中，应尽量大一些，被窝温度在 32～34℃时，人最容易入睡。如果仰卧，枕头高度应略高于床铺一拳；如习惯侧卧，枕头高度高于床铺一拳半左右最好。另外，最好选择纯棉质地的床单和被罩。靠垫和毛绒玩具不宜放在床上，放在床上不仅会影响睡眠，还易造成人体的过敏等。③室温 26℃是最佳的睡眠温度。人的体温会根据生物钟自动调整，到了晚上人体体温会降低，因此最佳睡眠温度应该比白天的温度低 2～3℃。对于围绝经期女性来说，温度可以再稍微低一点，因为围绝经期女性出汗比较多。④温和的色彩有助睡眠，米色是所有颜色中最温和的，最适合在卧室使用。蓝色能消除紧张情绪，成人和儿童卧室都可用。

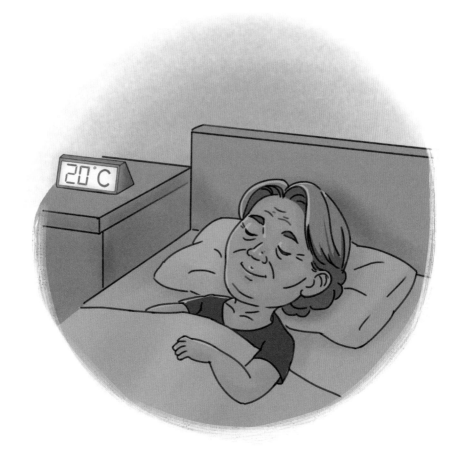

人在睡眠中会出现一些异常的行为和动作，如磨牙、四肢无规律运动、睡行症等，这些都是良性症状，不属于病态范畴。但有一种情形属于疾病范畴，即不宁腿综合征。不宁腿综合征是一种常见的睡眠障碍，患此病的人常会有双下肢不舒服的感觉，睡眠前有活动双腿的冲动，每当在夜深人静的时候，这种冲动就越发强烈，每当活动双腿后，不适感觉会暂时缓解。临床上称这种睡眠中出现的肢体运动为睡眠周期性肢体运动，有的人会因腿部动作而从睡梦中苏醒。

还有一种情形可能很多人都经历过，就是在半梦半醒的时候，一个部位或者身体的多个部位突发短暂的抽动，完全不受意识控制，还常常伴随坠落感。这种情况可以见于各个年龄段，请不要为此担惊受怕，这也是一种良性现象，可能和睡眠过少、饮用咖啡较多等情形有关。还有的人会在睡梦中出现睡眠麻痹的现象，感觉自己不能移动或者发出声响，伴随着想要逃离而不能的紧张心情。也有的人会在睡眠中频频做噩梦，医学上叫"梦魇"，噩梦让当事人特别痛苦，这种不好的情绪在睡醒后还会持续。说梦话是很多人都会有的，属于正常现象。如果在睡眠中出现剧烈的肢体运动，表现为刻板复杂的行为动作，就要和癫痫进行区别，建议到专业门诊进行脑电图检查，如确诊为癫痫，就要规范长期用药。

老年人一定要养成良好的睡眠习惯，不要人为造成昼夜节律错乱，不要在睡前饮酒，避免睡前情绪激动，尽量少服镇静催眠药，因为这些情况都会诱发睡眠中的不良运动。

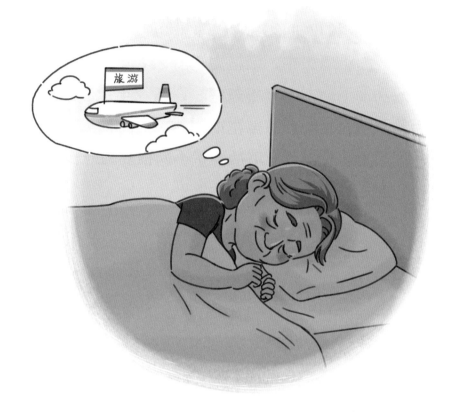

　　梦既与生活经历密切相关，也常掺杂一些超出现实的空想内容。梦的形成是随意的，有些人一觉醒来，对梦中情景历历在目，而有些人则对此统统遗忘。做梦与快速眼动睡眠有关，如做梦者做梦后进入深睡眠，醒来感觉未曾做过梦；如做梦后进入浅睡眠，醒来后梦中的情景则会历历在目。科学研究表明，做梦不仅不会影响睡眠和健康，而且是保护大脑健康不可或缺的生理活动。在脑电图问世以后，对主诉做梦或梦多的慢性失眠患者进行实验表明，睡眠图记录"梦多""整夜做梦"的患者的睡眠周期和正常人没有什么差别，其伴有梦的快速眼动睡眠所占的比例和实际时间也没有明显缩短或延长，说明失眠与做梦无必然联系。

实验表明，人在睡眠时会产生有梦催眠肽和无梦催眠肽两种物质，梦多的人脑中有梦催眠肽含量高于无梦催眠肽，有利于延年益寿。当然，做梦也并非多多益善。如果梦境不断，甚至整夜噩梦，则会影响睡眠的时间和质量。长此以往，大脑及机体处于疲劳状态，注意力难以集中，记忆力下降；老年人晨起头昏，精神萎靡；免疫功能下降，内分泌失调。许多老年忧郁症患者就长期被混乱的梦或缺乏梦的异常睡眠所困扰，当他们进行了通过电脑调节脑波的睡眠治疗后，病情都有了不同程度的好转。

（李长青）

二、中医养生与睡眠

11. 中医是如何理解睡眠的

中医认为睡眠是人体阴阳动静对立统一的功能状态表现，大体可以从阴阳变化、卫气运行、心神活动三个方面来解释睡眠过程。昼属阳，夜属阴。与之相应，寤（清醒）为阳气所主，属阳；寐（睡眠）为阴气所主，属阴。与自然界阴阳、晨昏变化相呼应，人体的阴阳也随昼夜更替而消长变化，所以才会交替出现清醒和睡眠的身体状态。睡眠与卫气运行最为相关。这里说的卫气是指行于脉外有护卫、温煦和调节作用的气，属阳。当卫气行于体内时，人进入睡眠状态；当卫气运行于体表时，人处于清醒状态。睡眠与觉醒最明显的特征就是形体的动与静，而形体的动静受心神的指使，所以说睡眠以心神为主宰。神静则入睡，神动则觉醒。心安神静、情志舒畅可以改变睡眠觉醒节律，心静神宁时入睡快、睡眠好，心乱神烦则难以入睡或睡眠不佳。

12. 中医是如何理解失眠的

失眠，中医称为"不寐"，在《黄帝内经》中称为"目不瞑""不得眠""不得卧"，是指睡眠时间不足或睡眠质量差。失眠的人常常因为夜晚入睡困难或睡眠时间、深度不足，不能消除疲劳、恢复体力精力，白天精神萎靡不振，精力难以集中，做事效率降低。症状较轻者入睡困难，或睡而不实、时睡时醒，或醒后不能再入睡，较重者可彻夜不眠。

偶尔的失眠不能算病，而长期、反复的习惯性失眠就属于病态了。习惯性失眠不属于危重疾病，但却严重妨碍正常生活和身体健康，还可能加重或诱发心悸、胸痹、眩晕、头痛、中风等病证。中医认为，情志异常、饮食内伤、患病及年迈、先天禀赋不足、心虚胆怯等，可引起阴阳失衡、脏腑气血失调、卫气运行失常、心神失养或心神不安，最终导致失眠。

长期、顽固的失眠会给患者带来长期的痛苦，而治疗中产生的催眠药物依赖又可引起医源性疾病。中医在治疗失眠方面积累了丰富的临床经验，可通过多种治疗手段调整人体脏腑气血阴阳的功能，明显改善睡眠状况，还不会引起药物依赖而诱发其他疾病。

13. 失眠的原因有哪些

失眠的原因有很多，总的来说可分为两种。一是其他疾病症状导致的失眠，如咳嗽、呕吐、各种疼痛等，使人不能安睡。这类失眠需要首先治疗相应的原发疾病。二是由情志、饮食或气血亏虚等原因引起心、肝、胆、脾、胃、肾等脏腑的气血失和、阴阳失调，最终导致失眠。这类病因是中医治疗失眠需要解决的关键问题。这类病因可大体上分为虚实两种。虚者多由心脾两虚、心虚胆怯、阴虚火旺，引起心神失养所致；实者则多由心火炽盛、肝郁化火、痰热内扰，引起心神不安所致。

具体来讲，中医认为失眠的原因有以下几点：

压力过大，内伤心脾。如果在日常生活中精神紧张、承受过多的压力，会伤及心脾，使心脾不足、气血亏虚，进而使心神无法得到足够的滋养，功能受损，导致失眠。

阳不入阴，心肾不交。久病不愈伤阴、房事没有节制、长期情绪不佳以及外感热病都可能导致心火亢盛，造成心肾阴阳失调，阳气（或卫气）不能适时进入体内，心阳偏亢心神不宁，导致失眠。

阴虚火旺，肝阳扰动。心情压抑，肝郁不舒，导致本该充分运行于体内的气堵塞郁结在一起，最终化为火邪。火邪本身的特性是向上烤，再加上此时人体大多已处于阴虚阳亢状态，最终扰动心神以致失眠。

心虚胆怯，心神不宁。平素身体虚弱，怯懦胆小，一旦受到惊吓，或因其他原因造成精神紧张，常处于担惊受怕状态，终日不安，渐至心胆虚怯而致失眠。

胃气不和，夜卧不安。平时饮食不知道节制，使肠胃受伤失和，消化、吸收功能减弱，不能及时处理食物而化为痰热上扰，导致失眠。

14. 中医把失眠分为哪几个类型

中医根据发病的不同原因和发病机制及症状，将失眠大致分为 7 种类型，在调理方面也各有侧重。

（1）心脾两虚型

主要表现：多梦易醒，心悸健忘，神疲食少，头晕目眩，伴有四肢无力，面色无光泽，舌色淡苔薄等。

调理方向：补益心脾，养心安神。

（2）阴虚火旺型

主要表现：心烦失眠，心悸不安，腰酸足软，伴头晕、耳鸣、健忘、遗精、口干津少、双手足心及心胸部烦热、舌红少苔等。

调理方向：滋阴降火，清心安神。

（3）心火偏亢型

主要表现：心烦失眠，躁扰不宁，心悸不安，口干舌燥，小便短赤，口舌生疮，舌尖红，苔薄黄等。

调理方向：清心泻火，宁心安神。

（4）肝郁化火型

主要表现：急躁易怒，失眠多梦，甚至彻夜不眠，伴有头晕头胀，目赤耳鸣，口干而苦，大便秘结，小便赤黄，舌红苔黄等。

调理方向：清肝泻火，镇心安神。

（5）心胆气虚型

主要表现：心烦失眠，多梦易醒，胆怯心悸，遇事易惊，伴有气短自汗，倦怠乏力，舌色淡等。

调理方向：益气镇惊，安神定志。

（6）胃气失和型

主要表现：失眠，腹胀满，胸闷，打嗝反酸，或见恶心呕吐，大便不爽，舌苔腻等。

调理方向：和胃化滞，宁心安神。

（7）痰热上扰型

主要表现：失眠，胸闷心烦，泛恶，打嗝长而缓，伴有头重目眩，口苦，舌红苔黄腻等。

调理方向：清化痰热，和中安神。

15. 促进睡眠的食物有哪些

食养是中医学的重要组成部分，通过合理而适度的营养补充，以补益精气。通过饮食调配，纠正脏腑阴阳之偏颇，从而改善机体状态，祛病强身。

针对不同类型失眠，也可以有侧重地选择具有相应功效的食物。

芹菜、苦瓜性寒凉，有清肝泻火的作用，适合肝郁化火型失眠者服用，可凉拌或清炒食用。

海带、萝卜、薏米有清热化痰、健脾和胃作用，适合痰热上扰型失眠者食用。

百合、莲子、鸡蛋、桑葚可滋阴降火，适合阴虚火旺型失眠者食用。

山药、莲子、大枣、龙眼肉有健脾益肾、补气养血作用，适合心脾两虚型失眠者食用。

大枣、粳米、小米益气健脾安神，适合心胆气虚型失眠者食用。

凉拌苦菊或莲子心代茶饮适合心火偏亢型失眠者食用。

南瓜小米粥、烤馒头片或大米粥油适合胃气失和型失眠者食用。

此外，低脂的鱼肉、鸡肉、奶类、红枣、百合、糙米、燕麦、蜂蜜、黄花菜等食物均有助于睡眠，可适当选用。

16. 促进睡眠的穴位有哪些

按摩是中医传统的治疗、保健方法之一。用手和手指按摩人体特定穴位，可起到养心安神、治疗失眠的作用。常用穴位如下：

百会穴，位于头顶正中线与两耳尖连线的交叉处。百会穴与大脑密切联系，是调节大脑功能的要穴。

膻中穴，位于胸部前正中线上，平第 4 肋间，两乳头连线之中点。具有宽胸理气、活血通络、舒畅心胸等功能。

涌泉穴，位于足底部，蜷足时足前部凹陷处。具有开窍、泻热、降逆等功能。

内关穴，位于前臂掌侧，腕横纹上 2 寸（约 6.7cm），掌长肌腱与桡侧腕屈肌腱之间。具有宁心安神、理气止痛等功能。

神门穴，位于腕部，腕掌侧横纹尺侧端，尺侧腕屈肌腱的桡侧凹陷处。具有帮助入眠，调节自主神经，补益心气，安定心神等功能。

中脘穴，位于人体的上腹部，前正中线上，胸骨下端和肚脐连接线中点。具有健脾消食、降逆和胃等功能。

关元穴，位于人体下腹部，前正中线上，当脐下 3 寸（10cm）。具有补肾培元、温阳固脱等功能。

除了上面提到的常用穴位外，根据不同的症状还可以按摩具有相应作用的特定穴位：

多梦、心悸、易疲倦的人可加心俞穴、脾俞穴。心俞穴位于第 5 胸椎棘突下，旁开 1.5 寸（5cm），具有散发心室之热等功能。脾俞穴位于背部，当第 11 胸椎棘突下，旁开 1.5 寸（5cm），具有健脾和胃、利湿升清等功能。

头晕耳鸣、腰酸的人加肾俞穴、太溪穴。肾俞穴位于腰背部第 2 腰椎棘突下，旁开 1.5 寸（5cm），具有外散肾脏之热等功能。太溪穴位于足踝区，内踝尖与跟腱之间的凹陷处，具有清热生气等功能。

心烦易怒、目赤便秘的人加肝俞穴、太冲穴、合谷穴。肝俞穴位于背部，当第9胸椎棘突下，旁开1.5寸（5cm），具有散发肝脏之热等功能。太冲穴位于足背侧，当第1跖骨间隙的后方凹陷处，具有平肝息风、清热利湿、通络止痛等功能。合谷穴位于手背，第1、2掌骨间，当第二掌骨桡侧的中点处，具有镇静止痛、通经活络、清热解表等功能。

17. 促进睡眠的运动有哪些

合理适度的运动可以有效地帮助缓解失眠症状。老年人精气虚衰，气血运行迟缓，故又多瘀多滞，再加上多患有各种慢性病，失眠的发病率较高。积极的运动可以促进气息运行，产生良性心理刺激，使人精神焕发，对消除孤独垂暮、忧郁多疑、烦躁易怒等情绪有积极作用，在很大程度上可缓解失眠的症状。

从中医角度来讲，适度的运动能够调意识以养精神，练气以推动血运周流全身。通过形体、筋骨关节的运动，使周身经脉畅通，营养整个机体。因百脉流畅，内外相和，脏腑谐调，机体达到"阴平阳秘"的状态，通过改善机体状态有效促进睡眠。

除了常见的散步、慢跑、游泳等运动方式外，我国传统的健身功法，如五禽戏、太极拳、八段锦等都是非常适合老年人促进睡眠的运动方式。

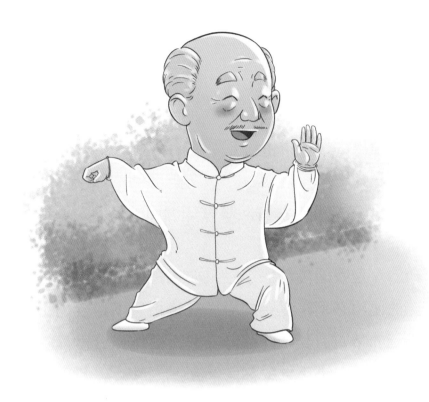

五禽戏：以模仿禽兽动作来达到健身目的的方法，最早见于战国时期。禽，在古代泛指禽兽类动物。五禽，是指虎、鹿、熊、猿、鸟五种禽兽。戏即游戏、戏耍之意。五禽戏就是指模仿虎、鹿、熊、猿、鸟五种禽兽的动作，组编而成的一套锻炼身体的功法。

太极拳：我国传统的健身拳术之一。太极拳动作舒展轻柔，动中有静，圆活连贯，形气和随，外可活动筋骨，内可流通气血，谐调脏腑，广泛地用于健身防病，是一种行之有效的传统养生法，深为广大群众所喜爱。

八段锦：由八种不同动作组成的健身运动功法，故名"八段"。这种健身功法强身益寿、祛病除疾效果甚佳，如展示给人们一幅绚丽多彩的锦缎，故称为"锦"。八段锦不受环境场地限制，随时随地可做，术式简单易记易学，运动量适中，老少皆宜，强身益寿作用显著，流传至今已有八百余年。

老年人运动应注意因人制宜、适时适量、循序渐进、持之以恒的原则，要先进行全面检查，明确自身身体健康状况，然后在无严重疾病或隐患的情况下进行。

18. 哪些中草药可以改善睡眠

中草药治疗是我国传统医学最重要也是最有效的治疗手段之一。中草药的使用必须在复杂的中医理论指导下组合配伍进行，没有经过系统的学习、长期的临床实践，很难充分发挥中药的优势，还可能因误用、错用导致不良反应。

下面介绍几味作用明确、可单独使用的中草药，失眠的老年人可以根据自身的情况选择使用，日常代茶饮或加入饮食中食用均可。

酸枣仁：补肝、宁心、敛汗、生津。可用于伴随虚烦不眠、惊悸多梦、体虚多汗、伤津口渴等症状的失眠患者食用。

柏子仁：养心安神、止汗。可用于伴随虚烦失眠、心悸怔忡、阴虚盗汗的失眠患者食用。

远志：安神益智、祛痰。可用于肾阴亏损、心火偏亢导致的失眠多梦、健忘惊悸、神志恍惚。

茯苓：宁心安神。用于心虚惊悸、健忘失眠。

小麦：养心以宁神志。用于神志不宁，失眠等症。

人参：大补元气，补肺益脾，生津，安神。用于气血两亏导致的心神不安、心悸怔忡、失眠健忘等症。

19. 哪些中成药可以改善睡眠

中成药是以中药材为原料，在中医药理论指导下按规定的处方和制作工艺加工制成的中药制品，是经国家药品监督管理部门审核、批准的中药制剂。中成药具有性质稳定、疗效确切、毒副作用相对较小，服用、携带、贮藏保管方便等特点。

在咨询医生后，针对不同原因导致的失眠，可服用相应的中成药。

柏子养心丸：有安神、养血的作用。常用于心神不宁、易早醒、难以再次入睡的人群。

乌灵胶囊：有补肾、健脑、安神的作用。常用于肾阴亏损、心火偏亢导致的失眠、健忘、心烦心悸、神疲乏力、腰膝酸软、头晕耳鸣、少气懒言的人群。

归脾丸：有健脾、养血、安神的作用。常用于失眠多梦、心悸心慌、头晕乏力、食欲缺乏的人群。

安神补脑液：有生精补髓、强脑安神的作用。常用于失眠健忘、神疲乏力、伴有焦虑的人群。

20. 为什么半夜总会醒

失眠包括睡眠时间不足或睡眠质量差。很多失眠患者都有睡眠期间多次醒来的经历，这种夜间易醒的现象对睡眠时间和睡眠质量都会造成影响。

在中医的世界里，人体和自然界的万事万物都有着相应的联系。一天中不同的时间段，人体的脏腑也发挥着不同的作用。夜间睡眠的中断发生在不同的时间，提示人体不同的脏腑可能存在病变。

刚入睡没多久，就在 23：00—次日 1：00 醒来，可能是胆经蕴热。23：00—次日 1：00 是十二时辰中的子时，这一时段为十二经络中的胆经当令，即胆经主导人体的生理活动。这个时间段易醒，往往代表胆经发生病变，多见郁结不通化而为热。还伴随呕苦、虚烦、惊悸等症状。

经常在 1：00—3：00 醒来，可能是肝火旺盛。1：00—3：00 对应着十二时辰中的丑时，此时段肝经当令。若平时常伴有烦躁和郁闷的情绪，还总是在这个时间醒来，多是因为肝火旺盛，使肝脏的疏泄功能下降，影响正常睡眠。

而总是在 3：00—5：00 觉醒，则可能是肺经郁热。3：00—5：00 对应十二时辰中的寅时，此时肺经当令。这个时间段易醒，伴随干咳无痰或痰少而黏、气短、潮热盗汗、颧红等症状，大多就是肺火上炎，热扰心神所致的失眠。

21. 睡眠中为什么会磨牙

有的老年人表示，自己整体睡眠状况还可以，入睡不算困难，但就是总在半夜被自己磨牙的声音吵醒，越担心越磨牙，久而久之造成失眠。

夜磨牙症是睡眠障碍的一种表现，可发生于任何年龄人群。夜磨牙症是指上下牙齿相互磨切，咯咯有声，多在夜间睡着后发生，中医称之为"齘（xiè）齿"。发病原因主要有心胃热盛，饮食积滞或蛔虫骚扰。其中与老年人有关的是心胃热盛和饮食积滞两种原因。

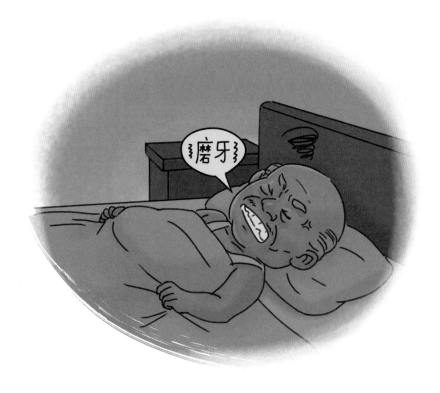

心胃热盛型磨牙多伴有口渴喜冷饮、易饥饿、呕吐或食入即吐、心烦等症状；而饮食积滞型磨牙则常伴随出现胸腹闷胀、不思饮食、食不消化、身体疲倦，或腹泻腹痛，或大便秘结、小便黄等。

要预防夜磨牙症的发生，平时要注意缓解压力，放松心情，饮食规律，调整心态，入睡前可泡热水澡、听轻音乐，适当做些拉伸等。如通过调整生活方式仍无法改善，还是要及时就医。

22. 睡眠中为什么腿会不自主抖动

有的患者会在睡眠过程中出现双腿极度不适感，因此被迫不停移动或抖动双腿，或起身下地行走，严重影响睡眠质量。这种情况临床称为"不宁腿综合征"，多发于老年人，属于中医"痹病"的范畴。

痹病是指由于正气不足，风、寒、湿、热等外邪侵袭人体，使痹阻经络，气血运行不畅，以肌肉、筋骨、关节疼痛、麻木、沉重、屈伸不利，甚至关节肿大、灼热为主要临床表现。

痹病涉及的疾病很广泛，这种腿部的不自觉抖动主要是由于年老体衰，体内阴液亏虚，不能濡养经络所致。对应的治疗原则是酸甘化阴、调和脾胃，以起到柔筋止痛的作用。

23. 午睡最佳时长是多久

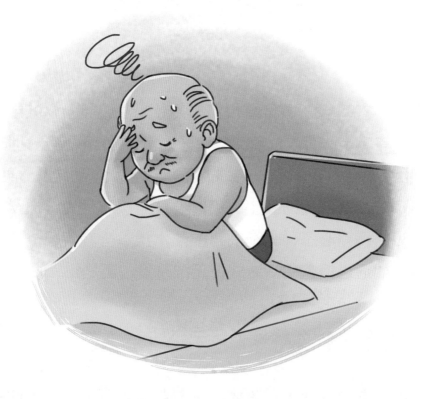

老年人气血阴阳俱亏，相较于年轻人，睡眠时间较少是正常现象。成年人的生理睡眠需要是相对固定的，老年人夜间睡眠时

老年人睡出健康病不扰

间缩短，深度变浅，质量不佳，就更应当增加必要的休息，午睡就显得尤为重要。中医认为，午时（11：00—13：00）阴阳交接，极盛极衰，体内气血阴阳极不平衡，必欲静卧，以等候各种平衡的恢复。

凡事均有度。午睡对身体虽然有很大的益处，却也要控制在合理的范围内。午睡时间控制在 10～20 分钟最佳，时间过长反而会使人变得更加疲乏、昏昏沉沉，越睡越困。

这也是由午时的特点决定的。午时为阴阳交接的时段，阴阳于此时进行转换，或由极盛转为极衰，或由极衰转为极盛。此时静卧午睡休息，是为了让人体平稳度过这一极为动荡的时期。随着阴阳的互换，人也应该及时调整状态与其相适应。如果午睡时间过长，必然会导致身体状态与阴阳变化相左，产生不适。

24. 床的摆放方向有什么讲究

床的摆放方向直接影响人体睡觉时的朝向，也称卧向，是指睡眠时头足的方向位置。中医认为，应根据天人相应、五行相生理论对寝卧方向进行调整。按四时阴阳定东西。即春夏属阳，此时头宜朝东卧，秋冬属阴，此时头宜朝西卧，以合"春夏养阳，秋冬养阴"的原则。对于无法实现卧向随季节调整的情况，头可始终向东。头在人体最上方，是各种阳气汇集的地方，也是气血升发所向。东方主春，能够升发万物之气，头向东卧，可保证清升浊降，头脑清楚。此外，最好避免北首而卧。北方属水，是阴中之阴位，主冬主寒。头向北睡，阴寒之气可直伤人体元阳，损害元神之府。

有调查显示，头北足南而卧的老年人脑血栓、心肌梗死发病率较其他卧向者高。

25. 如何选择适合的枕头

枕头是睡眠不可缺少的用具，适宜的枕头有利于全身放松，促进睡眠。古人早就对枕头有过详细的描述。清代老年养生著作《老老恒言》指出："高下尺寸，令侧卧恰与肩平，即仰卧亦觉安舒"，即指枕头的高度以稍低于肩到同侧颈部距离为宜。现代医学也证实了这个观点。唐代古籍《显道经》记载，枕头过高影响肝脉疏泄，过低影响肺气宣降。现代医学认为高枕妨碍头部血液循环，易形成脑缺氧、打鼾和落枕；低枕使头部充血，易造成眼睑和颜面浮肿。这些症状完全符合中医肝失疏泄、肺失宣降的病理描述。

古人认为枕头应该以稍长为宜，尤其是老年人。"老年独寝，亦需长枕，则反侧不滞于一处"，指的就是老年人睡眠质量相对较差，较长的枕头可满足睡中调整姿势的需要。可见，枕头的长度至少应该允许轻松完成一次翻身，也就是枕长大于头围的周长。

此外，枕头还要注意软硬、弹性适度。使用时注意正确的摆放位置：仰卧时放于头肩之间的颈项部，使颈椎生理前凸得以维持；侧卧时放于头下，使颈椎与整个脊柱保持水平位置。

26. 如何挑选药枕

药枕是极具中医特色的卧具，是在中医辨证原则指导下采用不同的药物加工制成的具有某些特定功能的枕头。选对了药枕，

老年人睡出健康病不扰

同样可以起到促进睡眠、治疗失眠的作用。药枕的内容物多为碾碎的具有挥发性的中药，如花、叶、种子。枕内的中药在头部温度作用下不断挥发，中药微粒从头面的毛发孔窍透入体内，或通过口鼻吸入进入体内，起到治疗作用。针对不同原因引起的失眠，可选用不同的药物进行配伍，具体的方案还需要由正规医院的中医师制订。药枕宜定期更换枕芯，以 1~3 个月为宜，夏天宜常晒晾，以防发霉变质。

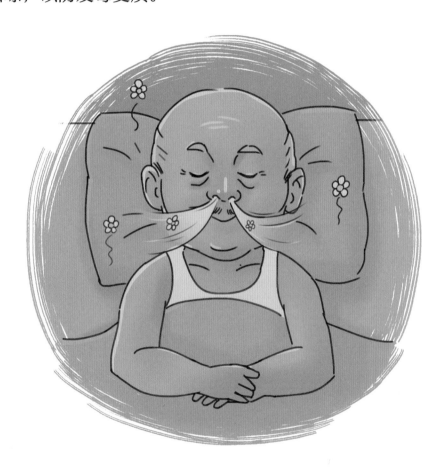

27. 睡眠姿势有什么讲究

老年人睡姿以右侧卧为最佳，仰卧、俯卧、左侧卧均不宜时间过长。心力衰竭及咳喘发作的老年人宜取半侧位或半坐位，在背后垫高枕头。因肺部疾病造成胸腔积液的老年人，应向患侧卧，使胸腔积液处在最低位置，不妨碍健侧肺的呼吸。有瘀血症状的心脏病患者一般不宜采取左侧卧或俯卧，以防心脏负荷过大。此外，著名古代医家孙思邈还提出，尽量不采用头低脚高姿势睡觉，避免罹患肾脏疾患。

入睡时养成正确睡姿的良好习惯，有利于自身保健，但并不要求睡着后姿势永远不变。孙思邈在《千金要方》中已有所论述："人卧一夜当作五度反复，常逐更转。"这句话不是说一晚上要调整五次睡姿，而是表明保持不变的卧姿并不符合正常生理要求。

28. 中医睡眠的禁忌有哪些

中医认为，睡眠共有十忌。一忌仰卧，二忌忧虑，三忌睡前恼怒，四忌睡前进食，五忌睡卧言语，六忌睡卧对灯光，七忌睡时张口，八忌夜卧覆首，九忌卧处当风，十忌睡卧对炉火。

这十忌概括起来可分为睡前、睡中、醒后3个方面。

睡前禁忌：睡前饱食，则脾胃难以运行消化，食物滞留腹中，化湿成痰，大伤阳气。而饥肠辘辘，则难以入眠。睡前大量饮水伤脾，易导致水湿内停，夜尿增多，甚则伤肾。睡前更忌饮用茶水、咖啡等，使人兴奋而难以入睡。睡前还忌剧烈情绪变化，或读书思考。大喜大怒则神不守舍，读书过虑则神动而躁，致气机紊乱，阳不入阴。此外，睡前剧烈运动也会影响入睡。

睡中禁忌：睡卧时头对门窗风口，易导致风入脑户引起面瘫、偏瘫。卧时头对炉火、暖气，易使火攻上焦，造成咽干、目赤、鼻出血、头痛。卧时头对灯光无法安神入睡，卧时言语哼唱肺震动而使五脏俱不得宁。睡时忌蒙头张口，以保证呼吸通畅，脑供氧充足；张口睡眠易生外感，易被痰窒息。

醒后禁忌：古人云"早起者多高寿"，睡懒觉不利于人体阳气宣发，使气机不畅，易生滞疾。此外，睡醒后剧烈的情绪波动，如恼怒、大发脾气，会影响一日之内的气血阴阳变化，极有害于健康。

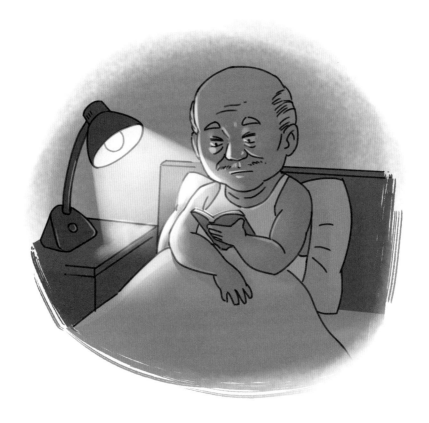

29. 老年人日常如何做好睡与眠

睡眠对于老年人的健康至关重要。其实睡和眠是有区别的，"睡"是停止观看劳目，"眠"是停止思虑劳神，"睡"浅而

"眠"深,坐立目垂短歇即为"睡",卧床闭目久歇即为"眠"。知道了睡与眠的区别,那么老年人该如何做呢?

当头脑不清时,即使身体不感到累,也应该睡,比如中午就应睡一会儿,闭目养神,放松精神,通过短时间的休息让头脑清醒,恢复精力。随着年龄的增长,老年人"睡"的次数要逐渐增多,以便保持相对旺盛的精力。人们常说的"困了"多半是头脑昏沉的时候,即使是白天,当感觉困的时候也需要"睡"一会儿,这对于老年人很有益处。

眠是指在身体疲劳,头脑可能还很清醒的情况下,人体需要休息了。比如晚上,这时应该放松情绪,停止思虑,躺下睡觉了。老年人要想晚上睡眠好,首先要放下思虑,要做到"睡觉心空思想尽",才能获得良好的睡眠。在困的时候怎么也不想睡觉,多半是心情不好,思虑太过所致。其次是养成良好的睡眠习惯,每天几点开始准备睡眠,几点上床,几点关灯都应该有自己的规律,不要轻易打破。

30. 为什么要子时睡眠

子时是 23:00—次日 1:00,此时为阴阳交会、水火交泰之际,是一天中阴气最重的时间,是睡眠的最佳时机。这里强调人应该在子时睡着,即每天晚上 11 点要睡着。子时入眠,有助于阴阳的平衡,阴阳互生互长,晨醒后头脑清晰,气色红润。子时入眠,有助于肝藏血功能正常,促进肝胆完成代谢,胆气升发,气血才能濡养全身。

子时不睡觉,干扰了人的阴阳平衡,导致阴阳失调,容易造

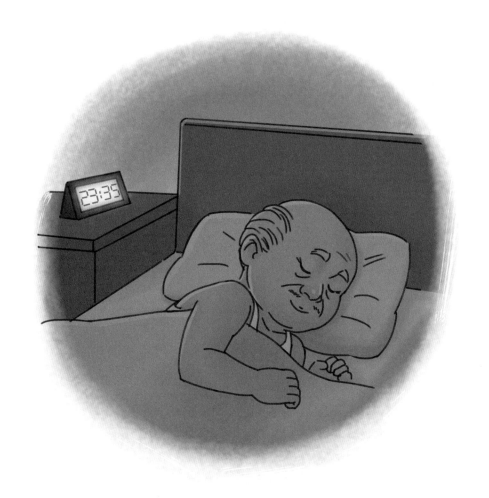

成失眠，甚至产生发热、抑郁等症。子时为阴尽阳生之际，又为气血流注于胆经之时。胆属少阳，少阳为枢。子时不睡，则影响少阳之枢，经常熬夜容易导致偏头痛、口苦、咽干、目眩、往来寒热、胸胁苦满、不欲饮食、心烦喜呕等症状。

　　子时失眠，多属阳虚而阴盛，阳不胜阴，阴阳交争，阳欲伸而不得，阴中之阳结滞；也可见到阴虚而阳盛，阴不留阳，阴阳失和，阳气外越而导致失眠。此证多见于老年人和女性。因此，出现子时失眠要及时就医，中医通过辨证施治一般可以取得满意的疗效。

31. 老年人满意的睡眠是什么样的

研究表明，充分而令人满意的睡眠，通常有 4~5 次快速眼动睡眠，一次快速眼动睡眠大约 1.5~2 小时，那么充分的睡眠时间大约在 6~10 小时，平均时间为 8 小时。因此，我们理想的睡眠时长大约在 8 小时。但是，老年人随着年龄的增加，睡眠时间在不断变化，一般只要达到"入睡不慢，中途不醒，晨起不难，白天不倦"就可以说是满意的睡眠，不必一味纠结睡眠时间的长短。

入睡不慢，是指入睡时间一般不超过 30 分钟；中途不醒，是指睡眠保证一定的连续性，不频繁地起夜、惊醒或不自觉的醒来；晨起不难，是在清晨自然醒来，精力充沛，能够较快地从睡眠状态转换，投入白天的生活之中；白天不倦，说明睡眠质量高，经过一夜满意的睡眠，体力恢复良好，白天不应该有明显的困倦感。但中午午时（11:00—13:00）需要适当小睡，尤其对于老年人保持体力十分有益。

32. 老年人如何获得满意的睡眠

保持睡眠环境的安静：老年人睡眠一般比较浅，容易受睡眠环境影响，一旦醒来就比较难入睡了，所以需要保持睡眠环境的安静。另外，还建议保持室内睡眠环境光线的昏暗。老年人在睡觉时，也需要注意控制室内的温度，一般室温控制在 26℃为好，适宜的温度也有助于良好的睡眠。

晚饭不能过饱：对于老年人，晚饭建议不要吃太多，保持六

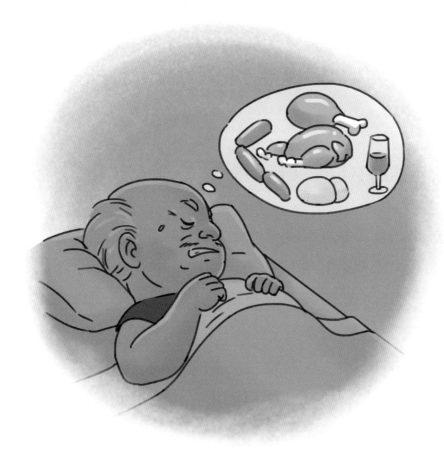

七分饱即可。如果吃得过饱，消化系统辛苦工作，就会影响入睡，即中医所讲的"胃不和则卧不安"。晚餐后适当散步，帮助消化，有助于睡眠。

日常适当运动：适宜的有氧运动能够舒展身心，让身体感觉有一定的疲劳后就更容易入睡了。所以，老年人平时可以根据自身情况适当运动，例如散步、打太极拳、做瑜伽等方式都可达到运动的目的。

控制午睡时间：老年人本身睡眠时间较短，如果午觉时间过长，就不利于夜间的睡眠。建议有午睡习惯的老年人控制好时间，尽量不要超过 60 分钟。

避免或减少摄取醒神的食物或饮品，如浓茶、咖啡、能量饮料等，建议老年人不饮或少量饮用。有吸烟史的老年人，建议及早戒烟，因为香烟中的物质具有兴奋神经的作用，长期吸烟影响睡眠。

33. 顺应四时，老年人睡眠时间应该如何调整

早睡早起并不是完全正确的养生方法，这也是大部分人存在的误区。我们的睡眠需要根据一年中四季的变化进行调整，做到天人合一，顺应自然规律。早在《黄帝内经》中就有明确的记载。

春天大地回暖，万物复苏，人们要"夜卧早起，广步于庭"。意思是说晚点睡觉，早点起床，保证足够的活动时间，让身体逐渐活跃起来。

夏天，昼长夜短，气温升高，人们要"夜卧早起，无厌于日"。也就是让我们与日月同步，可以晚些睡，早上早些起床，接受阳光和晨起清新的空气，同时不要讨厌和担心出汗，适当的出汗对睡眠有良好的促进作用。

秋天，天气转凉，阳气由疏泄转向收敛，这时人们就要"早卧早起，与鸡俱兴"，建议要早些睡觉，以顺应阴精的转化，同时早一点起床，以顺应阳气的疏泄。

冬天，昼短夜长，气候寒冷，这时人们要"早卧晚起，必待日光"，就是要早睡晚起。冬季正是人体休养的最佳时机，人们应当注意保护阳气，养精蓄锐，最好是等太阳出来了再起床，不要扰动阳气收藏。

这里还要提醒大家，《黄帝内经》中所说的"夜卧"并不是让我们去熬夜，应该理解为与自身相比适当晚一些，但也不能超过"子时"（23:00—次日1:00）。

34. 老年人春季睡眠养生该如何做

春季气候的变化能直接影响人的情绪，干扰生理功能，从而容易引起焦躁、抑郁的情绪，这样就会影响睡眠。春季是出现睡眠问题的高发季节，春季睡眠养生可以从以下这些方面入手。

调整时间：春天睡眠要遵循晚睡早起的规律，中午可以休息半小时。春天一般天亮的时候就可以起床，晚上最好在11点前入睡，合理调整睡眠的时间。

调节情绪：春天比较容易出现春困的现象，很多人白天头脑昏昏沉沉的，总是想要睡觉。这种情况下应该调节情绪，不要给自己太大的压力，适当地放慢节奏，舒缓情绪波动，经常到户外运动，远眺、饮茶、聊天、听音乐等方式都有助于放松心情，预防失眠。

调节饮食：春季要保持良好的睡眠，调节饮食是关键的因素之一。春天肝火比较旺盛，容易导致脾胃不和。在饮食方面应该多吃甜，少吃酸，春季大量进食酸味的食物，会导致肝气过盛，从而造成脾胃受损。春季应多食大枣、蜂蜜等食物，多吃"芽菜"，少吃辛辣。可以食用的春芽有很多，如香椿、豆芽、蒜苗、豆苗、莴苣等。

35. 老年人夏季睡眠养生该如何做

夏季作息，宜晚些入睡，早点起床，以顺应自然界阳盛阴虚的变化。老年人需要增加中午休息，午睡的时间不宜太长，最好在午时（11:00—13:00）小睡一会儿，一般不要超过1小时。

饭后不要立即躺卧，应适当活动，以利饮食消化。午睡时不要在有穿堂风经过的地方睡，以免"贼风虚邪"侵袭人体。另外，在上腹部要盖上毛巾被，保护胃腹部不受寒凉所伤。

夏天不宜用凉水冲脚。经常用凉水冲脚，脚受凉遇寒，可通过血管传导而引起周身一系列的复杂病理反应，最终导致各种疾病。

吹空调、电风扇有学问。睡着时不能对人直吹空调、电扇；吹风不宜过大；不宜持续固定对身体某个部位吹风，宜吹吹停停；出汗较多时，不要立即在静坐或静卧情况下吹风。夏季一般卧室室温控制在26℃为宜。

如果条件允许，夏季可以用淡绿、浅蓝、瓦灰、乳白等色彩装饰墙面、天花板、窗帘、沙发套等，让人感觉到舒适清凉。

36. 老年人秋季睡眠养生该如何做

卧室空气新鲜，适当增加湿度。秋季的气候凉爽，但是空气干燥，在这样的环境中呼吸，很容易出现鼻腔不适，影响睡眠。年老体弱的人喜欢将门窗关紧，避免冷风吹进房间。但应注意，晚上卧室也应适当开窗通风，让室内浑浊的空气排出去，建议最晚要在睡前半小时打开窗户通风。另外，秋季要注意适当增加卧

老年人睡出健康病不扰

室的湿度。

坚持每日睡前足浴。在凉爽的天气里用热水泡脚，睡前提前半小时到一小时热水泡脚，能够让身体快速温暖起来，帮助放松身体，有助人们入眠。

秋季进补要适当。在进入秋季后，大部分人会选择一些滋补药物或食物来提高身体免疫力，但对于睡眠不是很好的人来讲，一些滋补食物在服用后会导致肝火旺盛或加重脾胃的负担，影响睡眠质量。所以，想要食用滋补食物应先咨询医生，选择适合自己补养方式，老年人和脾胃虚弱的人更应谨慎。

37. 老年人冬季睡眠养生该如何做

睡眠不可蒙头睡。冬季部分人因为怕冷而蒙着头睡觉，这样日久会导致空气不流通，被窝里面的氧气不足、二氧化碳增多，从而引起身体处于缺氧和缺血状态，早晨醒来之后会感觉头痛头晕、全身无力。老年人更不能蒙头睡觉。

睡眠穿衣不可过紧。在睡眠状态下，只有躯干以及四肢肌肉放松，才会睡得更好。进入冬季，如果穿太多衣服睡觉，会影响全身肌肉的放松，不利于睡眠。

冬季被子不宜太厚重。由于寒冷，一部分人睡觉时会盖很厚的被子，这样会影响睡眠。被子太厚重给人压迫感，不能让全身得到放松，同时也会让大脑处于轻微缺氧状态，长期如此会影响睡眠质量。应注意保持睡眠环境温度，最好选择厚度适中、轻柔保暖的被子。

冬季仍要坚持运动。冬季要想保持良好的睡眠，仍然需要坚持适度的运动。建议老年人选择天气晴朗的下午，在 2:00—4:00 去户外运动，这时气温相对较高，空气也相对较好。选择适合自身的运动方式，有助于缓解疲劳和放松心情，更有利于晚上更快入睡。需要注意的是，在入睡之前 1~2 小时不要做剧烈运动，睡前剧烈运动会使人入睡困难，降低睡眠质量。

38. 入睡困难的自我调理方法有哪些

坚守自身规律。每个人的体质不同，睡眠的时间也是不同的，即使是同一个人，不同年龄段睡眠也不同。要有固定的入睡时间，相对固定的睡觉时间很重要。每个人应该有意识地摸索自己的入睡时间，不错过最佳入睡时间。

保持良好环境。良好的睡眠环境可以帮助人快速度过浅睡眠，增加深睡眠时间，提升睡眠质量。

做好睡前准备。睡前不宜过于兴奋，过于兴奋势必会影响入睡或睡眠质量；睡前做放松运动，有助于改善睡眠；睡前用温热水泡脚，温热水泡脚是一种良性而柔和的刺激，能促进入睡。

晚饭不过晚、不过饱。人体在睡眠的时候，大脑神经细胞处于休息状态，消化系统的活动减慢。如果晚饭过晚或过饱，特别是吃油腻的东西，就会增加胃肠负担，导致膈肌向上抬，胸部受压，人躺在床上会感到呼吸不畅，影响睡眠质量。老年人和脾胃虚弱的人睡前 1~2 小时不宜吃东西。

助眠小方法。听音乐：睡觉之前适当听音乐，通过听一些舒缓身心的音乐让自己的心情保持放松。身体保持放松的状态下，睡眠质量会提高，入睡速度也会加快，但不建议听着音乐入睡。

助眠食物：可以通过合理的饮食来达到安神助眠的功效，常见的小米粥、牛奶、蜂蜜、龙眼等食物均具有安神助眠的作用。这些食物能维持稳定状态，促进大脑处于放松状态，可以改善入睡困难。

（马毅　王新宇）

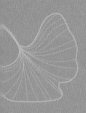

老年人

睡出健康病不扰

三、各科疾病与睡眠

（一）精神心理科疾病与睡眠

39. 难治性失眠应该如何处理

在失眠门诊，经常会遇到有多年失眠病史的老年朋友，去了很多家医院，看了很多位中西医专家，服用了多种药物，效果都不明显，夜间依然有失眠现象。这些老年人的情况属于慢性失眠，是比较难治的失眠类型。一般来说，慢性失眠是指每周出现至少3次失眠症状，持续至少3个月。其失眠症状通常会逐渐变化，因社会心理应激、精神疾病及共存躯体疾病而时轻时重。很多难治性失眠都是由于心理应激因素未完全去除，或者合并精神及躯体的共病所导致的。

诊断此种类型的慢性失眠比较容易，一般除了有长期的夜间入睡困难、维持睡眠困难或早醒等症状以外，还会有由睡眠困难引起的日间功能受损，包括疲劳、注意力及记忆力受损，严重的会有社会功能障碍、职业功能障碍、心境障碍或容易发脾气等情形，同时有日间困倦，积极性、精力或主动性减退，工作或驾驶时出现失误或事故。受失眠困扰的老年人会更加关注和担忧睡眠问题。医生会尝试问询导致失眠发生的社会和家庭综合应激因素，如患大病、亲人去世、离异、工作生活矛盾等应激事件，排除一些精神疾病如焦虑症、抑郁症等，还要排除一些导致睡眠障碍的器质性疾病如贫血、甲状腺功能亢进、甲状腺功能减退、营养不良等。

处理难治性失眠有如下几个要点：①睡眠教育，老年人要多了解睡眠过程中发生的事情，以及自己的失眠是如何发展和持续的。睡前不要进行剧烈运动、饱餐、看暴力电影等。②尽量去除导致慢性失眠的诱发因素，如通过心理咨询等渠道调解工作生活中的各种问题和矛盾。③遵医嘱在服用镇静催眠药的基础上，加服抗焦虑药和抗抑郁药治疗，去除失眠的根源性原因。④积极治疗合并的躯体疾病，如有营养不良要改善膳食、补充铁剂纠正贫血等。

40. 老年人睡眠障碍与抑郁症有什么关系

抑郁症患者经常会有失眠症状，失眠会进一步导致抑郁症患者精神萎靡、情绪低落，加重抑郁的病情，所以二者是互为影响的关系。一般来说，抑郁症有三大主要表现，第一是情感症状，患者会感觉心情低落，高兴不起来，无法体会到幸福感，甚至会莫名其妙地出现悲伤。低落的心境几乎每天都存在，一般不随环境变化而好转，但一天内可能出现特征性的昼夜差异，如有些患者晨起心境低落最为严重，傍晚开始好转。有些患者还伴有焦虑、痛苦、运动性激越行为等，心乱如麻、坐立不定、来回走动，导致注意力不集中更加突出。第二大症状是躯体症状，患者会有一系列不舒服的表现，如心慌气短、腹胀不适、肢体蚁行感、周身疼痛、失眠多梦、容易早醒，对任何事情都提不起兴趣，没有愉悦感。第三个主要症状是认知问题，表现为注意力下降、记忆力下降、自责等，总认为自己拖累了家人，严重的甚至会有自杀观念或自杀行为。老年人群的抑郁症是一个常见且严重的健康问题。失眠和抑郁、焦虑三者之间的关系错综复杂，睡眠障碍史还是老年人抑郁缓解后复发的一个独立危险因素。失眠究竟是抑郁的共存疾病，还是抑郁的一个症状，目前还不太清楚，有时候在治疗失眠的同时也可以改善治疗抑郁的效果，预防抑郁复发。

对于合并抑郁症的失眠患者来说，药物治疗与非药物治疗同样重要。非药物治疗包括认知矫正、放松训练、刺激控制和睡眠限制等。认知矫正让老年人了解抑郁的基本知识包括精神症状和躯体症状，使患者思想向积极的方面转化。放松训练可以改善患者的焦虑心境以及失眠，主要目的是通过放松躯体肌肉，逐渐缓解心理紧张情绪，降低卧床时的警觉性，该技术可作为独立的干预措施用于治疗。目前专家不建议镇静催眠药单药治疗抑郁症合并失眠，在早期（一般是开始治疗的 4 周以内）使用苯二氮䓬类药物、非苯二氮䓬类药物、褪黑素受体激动剂等与抗抑郁药联合使用有一定益处，特别是对有焦虑症状的抑郁患者；但长期来看，联用抗抑郁药和苯二氮䓬类药物并没有比单用抗抑郁药带来更大疗效，相反，可能会增加一些不良反应。

41. 长期失眠会得阿尔茨海默病吗

慢性失眠症是一种常见的疾病，据估计，其在普通人群中的患病率为 10%~15%。在各个国家进行的基于人口的研究发现，大约 30% 的成年人至少有一种失眠症状，在女性和老年人群中，失眠的患病率更高。众所周知，失眠会增加各种身体疾病的风险，如高血压、糖尿病、肥胖和血脂异常等。此外，失眠还会增加患抑郁症、认知障碍和出现工业事故、交通事故的风险。

在此给大家科普一下失眠和阿尔茨海默病的关系。所谓阿尔茨海默病，特征病理变化是脑内 β 淀粉样蛋白沉积过多，形成老年斑和神经原纤维缠结，这是阿尔茨海默病的主要类型，占到阿尔茨海默病的 60%~70%。正常人体脑内也会有 β 淀粉样蛋白，属于脑内的代谢产物，主要通过淋巴系统排出。在睡眠期间，淋巴的流动速度增加，所以这些代谢产物主要在睡眠期间排出，而如果睡眠时间变短，就会影响 β 淀粉样蛋白排出体外，长此以往会导致其在脑内过多沉积，启动一系列脑内病理变化，如神经元细胞死亡、脑内炎症等病理性改变。研究证实，睡眠觉醒周期的紊乱会影响脑脊液中 β 淀粉样蛋白水平，睡眠被剥夺的小鼠脑内 β 淀粉样蛋白沉积明显增加。但是，阿尔茨海默病的发病是一个复杂的过程，目前对其发病机制学说尚有争议，一般认为是多种因素综合导致其发病，单纯失眠尚不能作为发病的独立危险因素。

许多失眠患者选择镇静催眠药辅助睡眠，往往会担心长期服用是否会导致阿尔茨海默病。一般来说，一些长效镇静催眠药会影响到白天的精力，使人出现注意力不集中等现象。已有研究证实，长期服用地西泮等药物会导致多种类型的阿尔茨海默病，尤其会导致阿尔茨海默病发病率升高。

42. 老年人在睡梦中出现大喊大叫和拳打脚踢的动作是病吗

有些人在睡眠过程中经常会做噩梦，甚至会出现大喊大叫和剧烈运动的行为，因此到失眠门诊就诊，这是什么原因导致的？是不是一种疾病呢？

老年人睡出健康病不扰

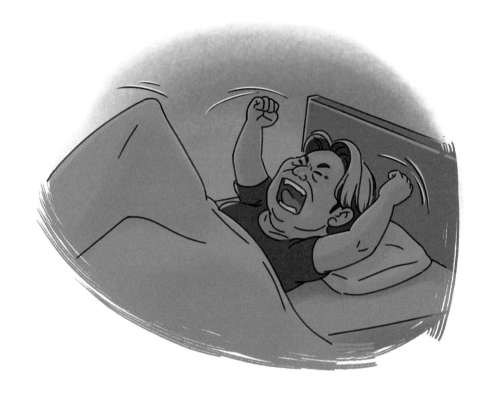

　　这种睡梦中出现的异常现象确实是一类疾病的前兆，医学上叫作快速眼动睡眠行为障碍（rapid eye movement sleep behavior disorder，RBD），是一种睡眠异常状态，出现这种现象要提高警惕。RBD 的特征是在快速眼动睡眠期间，身体肌张力降低状态消失的时候，出现异常的动作，医学上称为梦境扮演行为。这种异常动作和行为的程度不一，可以是手部的动作，也可以是大幅度地挥动手臂，或者表现为拳打脚踢样的剧烈运动。患者通常因为担心其行为对自己或伴侣造成损伤而就医。

　　在神经内科门诊医生怀疑某个就诊患者患帕金森病等疾病的时候，一般会询问患者在睡眠中是否出现过大喊大叫或坠床的现象，这些症状对诊断帕金森病或帕金森综合征很有帮助。在一般人群和老年人群中，RBD 的患病率分别为 0.5% ~ 1.25% 和 2% 左右，在年轻人中发病较少，其发作和使用抗抑郁药及发作性睡病有关。在老年人中，RBD 是帕金森病、路易体痴呆等神经系统变性疾病的前驱综合征，绝大部分 RBD 患者往往在经过一段较长的时间后，最终会出现帕金森病或相关疾病。所以，老年人如果经常做噩梦、大喊大叫，并在睡梦中出现一些异常动作，建议到综合医院的神经内科门诊就医，因为这种现象可能是帕金森病等一系列疾病的前兆，如果能在早期给予干预治疗，会延缓疾病的进一步发展。

43. 有的老年人在睡梦中出现惊恐发作是怎么回事

有一些老年人来失眠门诊时会描述夜间睡梦中容易被惊醒，像做了一场噩梦，有心惊肉跳的感觉，有的还会伴随呼吸急促、心慌、胸部不适、恐惧感。这是一种什么现象呢？

其实，这在医学上叫做"惊恐发作"，是在平静或焦虑状态下突然出现强烈的恐惧感或不适感，通常在数分钟内达到高峰，在 1 小时内可逐渐自行缓解，这种现象在清醒或睡梦中都可以出现，可伴有心慌、心率加快、震颤、呼吸急促、胸部不适感、头晕，甚至有人有害怕自己即将死去的紧张心情。这种情形预示着老年人可能有躯体疾病，如心脏病、脑血管病、慢性阻塞性肺疾病、酒精中毒、哮喘、睡眠呼吸暂停等；也可能是老年人有一些精神类的问题，如长期的焦虑、抑郁治疗不得力，或者最近受到精神创伤，还没有完全走出来。这种现象还是要引起足够重视的，因为这预示着身体或精神可能出现了一些问题，如果不及时处理，可能会发生严重的心脏不良事件，如急性心肌梗死或心脏停搏。医生在失眠门诊遇到这样的老年患者，除详细了解患者现病史外，还会建议老年人做一个全面体检，排除还没有发现的慢性病。老年朋友在日常生活中一定要关注自身的一些细微变化，未雨绸缪，防患于未然！

44. 睡眠障碍与焦虑情绪

失眠和抑郁、焦虑三者之间的关系错综复杂，40%～92% 的失眠症状由精神疾病引发，约 70% 以上的抑郁患者伴有失眠症状，失眠伴焦虑的患者占 20%～30%。2020 年《中国成人失眠伴抑郁焦虑诊治专家共识》发布，指出失眠伴抑郁、焦虑在临床表现、治疗和预后方面与单纯失眠有很大差别，且危害更严重，需要积极处理。

抑郁主要表现为情绪低落、兴趣及愉快感下降，严重者有消极观念或自杀行为；焦虑以持续性的紧张、烦躁、恐惧情绪为主要特征，伴有紧张不安、不能静坐、肢体肌肉紧张等，或表现为腹胀、恶心、呼吸困难、胸部压迫感、心悸等。如果失眠的老年人同时合并有情绪低落、兴趣下降或缺乏，有消极念头或自杀行为，存在无价值感、自责、绝望感，存在紧张、担心、烦躁、易生气、恐惧、坐立不安等情绪和行为，且在这些情况发生前有严重的心理应激事件，就要考虑老年人是失眠合并抑郁、焦虑了。一般短期失眠伴抑郁、焦虑主要与心理应激事件有关，应及时处理应激事件，辅以睡眠卫生教育和失眠的认知行为治疗，尽早控制失眠，防止不良应对模式而导致失眠慢性化。对于失眠合并抑郁、焦虑的老年朋友，建议首选非药物治疗，如睡眠卫生教育；失眠较严重者，可辅助使用镇静催眠药或抗抑郁和抗焦虑药。

有的人总是感觉自己睡不醒，无论是在何时何地，总是晕晕乎乎的状态，即使是在白天也会感觉特别困，所以不得不通过一些提神的饮料来帮助缓解这种状态，但长时间用饮料维持，对身体的危害更大。那么究竟哪些原因会导致白天如此犯困呢？主要见于以下情况。

夜间睡眠时间过短：这种情况更多地发生于一些年轻人身上，因为年轻人总是在晚上熬夜玩游戏、看电视剧，或者出去游玩等。如果第二天要上班，就会导致睡眠时间较短，从而导致第二天一整天都是迷迷糊糊的状态。

睡眠质量差：有的人睡眠质量特别差，每天晚上都会做噩梦，从而导致白天的精神状况欠佳，经常想睡觉。这种情况要尽早去医院检查，看是否有身体的某些部位出现异常，应尽早治疗疾病，保持良好的睡眠卫生习惯，并在医生指导下服用镇静药物。

营养不良：老年人营养不良也会导致白天思睡，营养不良会影响脑神经元细胞供能。老年人要定期进行营养评估，及时合理搭配膳食，多食用一些蛋白质含量比较高的食物，比如鱼肉、虾肉、牛奶等，预防营养不良和肌肉减少症，才能够让精力变得更加充沛。

抑郁症：抑郁症患者会经常出现在白天容易嗜睡的情况，抑郁症患者应该及时去医院做一些心理和身体上的治疗。

发作性睡病：发作性睡病是一种不分时间、地点、场合的睡眠发作综合征，患者在走路、吃饭、工作时不能自控地睡眠，可

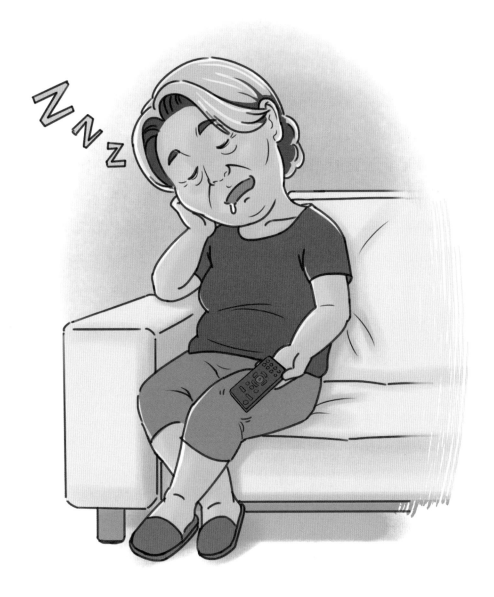

伴有猝倒症、睡眠瘫痪和催眠期幻觉等，也是一种原因不明的慢性睡眠障碍，临床上以不可抗拒的短期睡眠发作为特点，多于儿童或青年期起病，往往伴有猝倒发作、睡眠瘫痪、睡眠幻觉等其他症状，合称为发作性睡病四联症。

46. 阿尔茨海默病会合并睡眠障碍吗

阿尔茨海默病（Alzheimer's disease，AD）是一种常见的神经系统退行性疾病，临床上常以记忆障碍、失语、失用、失认、视觉空间技能损害、执行功能障碍以及人格和行为改变等渐进性认知功能全面衰退表现为特征。睡眠障碍是阿尔茨海默病患者常见的临床症状，有研究发现，60%的阿尔茨海默病患者至少有一种严重的睡眠障碍，如失眠或睡眠呼吸暂停。睡眠障碍在某种程度上也是由大脑病变引起的，β淀粉样蛋白沉积形成的老年斑在阿尔茨海默病中的作用是众所周知的，阿尔茨海默病患者额叶中部的β淀粉样蛋白堆积量最大，这个区域与睡眠有关，主要负责产生非快速眼动睡眠（慢波睡眠）。

患阿尔茨海默病老年人会出现失眠、睡眠呼吸暂停或呼吸变浅、白天嗜睡、昼夜节律紊乱和睡眠时间过长。阿尔茨海默病患者伴有睡眠障碍不仅增加疾病对老年人本身的伤害，同时反复夜间清醒和异常睡眠觉醒节律也给照料者带来很大压力，影响照料者的身心健康。对于阿尔茨海默病患者的睡眠障碍，首选非药物治疗方法，即让老年人建立健康的生活方式——坚持有规律的作息，培养良好的睡眠习惯；改善睡眠环境，提高环境舒适度；可在白天进行适当的活动，控制午睡时间，保持运动和休息的平衡；注意合理的饮食，晚餐避免过于丰盛，睡前避免饮用含咖啡因的饮料或酒以及吸烟（含尼古丁）；对患者进行以上睡眠相关知识的宣教。还可以对患者进行心理治疗，如给睡眠障碍患者关心和安慰，讲解睡眠卫生知识，帮助其消除顾虑，稳定情绪，为进一步治疗奠定基础。行为治疗的方法也有一定的帮助，通过身心放松促进自主神经活动朝着有利于睡眠的方向转化，并使警觉水平下降，从而诱导睡眠的发生。认知行为疗法包括睡眠限制、刺激控制疗法及渐进性放松训练等，通过纠正患者在睡眠认知上的偏差而帮助患者消除恐惧，使患者易于入睡。非药物治疗的方法不奏效时，可到医院的失眠门诊或神经内科门诊就诊，医生会根据睡眠障碍的情况给予相应治疗，镇静催眠药、抗精神病药以及抗抑郁药都可以适当使用。

47. 睡眠不足就是失眠吗

虽然睡眠不足和失眠都是睡眠偏少或质量差使人体得不到充分的休息，体力和精力的恢复不足以维持次日的清醒，导致日常活动和工作效率受到影响，但睡眠不足与失眠并不完全一样。

失眠是指在有睡眠条件时仍难以入睡或维持睡眠困难，而睡眠不足者一般在有条件时是可以入睡的，是因为一些不可控因素导致无法通过睡眠得到充分休息。比如工作和学习时间过长、被频繁唤醒、缺乏舒适的睡眠环境等，会造成本来能够安眠的人短暂或长期睡眠不足。

睡眠的时间需求因人而异。对大多数成人来说，每晚睡眠需要 7~9 小时。老年人需要的时间更短些，也更碎片化。生长发育期的未成年人需要的睡眠时间就比较长。但也有人只要短时间睡眠就可以获得充分的休息，另外一些人需要睡得更久。还有人习惯午睡一会儿，下午和晚上才能保持头脑清醒。不管怎样，只要白天感觉足够清醒、精力充沛、做事有效率就可以了。

如果经常睡眠不足，或者睡醒后仍感到疲倦，应该去看医生，让医生帮着找找原因，想想办法。建议就诊前记录 1~2 周作息日记，包括几点上床睡觉、夜间醒几次、白天的精神状态、工作效率、上床前都干什么等。大多数情况下，医务人员通过与患者交流就能初步判断其是否存在睡眠不足、算不算失眠，以及可能的原因是什么，并且给出治疗建议。

48. 哪些原因可以导致失眠

失眠最常见的原因就是身体疾病。我们知道，控制睡眠的中枢在大脑，节律的控制中枢在下丘脑，维持觉醒的状态决定于脑干，而维持白天的功能活动和晚上的睡眠则决定于大脑皮质。所以，任何脑部的病变都可能导致失眠。在失眠患者中，大约有50% 患有各种神经精神疾病，如焦虑、抑郁、帕金森病、痴呆、脑血管病等。另外，其他多种躯体疾病，如甲状腺功能亢进、高血压、心脏病、骨质疏松，也可以引起失眠。

环境改变也是失眠常见的原因。初次来到一个陌生的地方，不像在家里那样熟悉舒适，前几天睡不好，这是很常见的。随着对新环境的适应，失眠的情况也会好转。很多人有过时差反应的经历，旅游或者出差到了地球的另一边，跟原来的时间不一样，身体的生物钟可不像手表那么容易拨过来，难免在头几天感觉昼夜颠倒。一般来说，只要跟随当地的作息节奏，过几天睡眠觉醒节律也就逐渐"入乡随俗"了。

精神心理因素不可忽略。有些长期顽固的失眠其实伴随着焦虑或情绪低落，是焦虑或抑郁的症状之一，如果只关注失眠而忽视了其背后的焦虑和抑郁状态，失眠就难以根治。

服用中枢兴奋类药物或物质也会导致失眠。某些有兴奋中枢神经系统功能作用的药物如苯丙胺、哌甲酯等，有可能导致过度兴奋、睡不着；睡前喝咖啡、茶，以及饮酒也有可能造成失眠。找到失眠的原因，才能获得有的放矢的治疗。

49. 为什么老年人更容易失眠

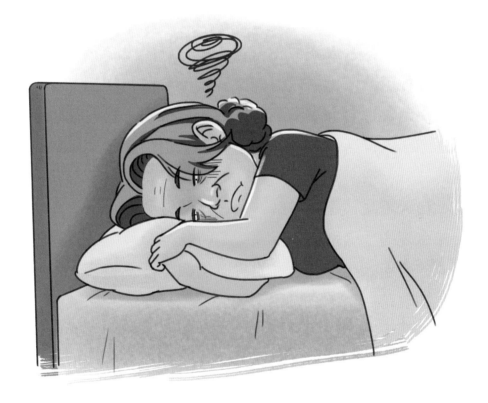

一个原因是人老了以后，每天的总睡眠时间缩短了，年轻人是 7 ~ 8 小时，老年人是 5 ~ 6 小时。同样是失眠，如果入睡延迟、早醒或中间醒来半小时，对年轻人来说，睡眠时间减少的比例比老年人要少得多，所以老年人少睡半小时所受的影响要比年轻人大。而且，老年人睡眠缩短的时间往往是对于恢复体力最重要的深睡眠时间，所以老年人更容易因失眠导致日间困倦。

另一个原因是年纪大了容易患各种各样的躯体疾病，比如慢性疼痛、骨质疏松、皮肤瘙痒、慢性肺疾病、脑血管病、阿尔茨海默病、老年期抑郁症等，而失眠可能是某些躯体疾病的症状。存在冠心病、心功能不全的老年人，经常会发生夜里阵发性的呼吸困难，睡到半夜突然感觉憋气，喘不上气，被憋醒了。糖尿病患者很常见的一个临床症状就是多尿，夜间频繁的起夜，不可能不影响睡眠。尿路感染会表现为尿频，不停地上厕所，也会干扰晚上的睡眠。阻塞性睡眠呼吸暂停常出现在上了岁数，尤其是比较胖的人身上。这些人看似睡得很香，打呼噜打得很响，过一会儿后呼噜声停了，停止一段时间又开始打呼噜，然后又开始一段呼吸暂停。这种患者会感觉到失眠，一夜很累。这些慢性疾病的发生率在老年人群当中很高，而这些疾病恰恰就是失眠的常见原因。除此之外，很多脑部疾病也会有各种各样的失眠表现，晚上不睡觉、白天嗜睡，还有该睡的时候不睡，睡眠颠倒，比如患有痴呆、帕金森病、脑卒中、脑部肿瘤的老年人。

因此，老年人比年轻人发生失眠的概率要高得多，而且失眠的原因更加复杂。老年人失眠不像表面上看起来那么简单，可能是一些更加严重的疾病的信号，应该引起重视。到医院就诊的时候，医生除了询问睡眠情况，还会问到其他相关的问题。相当多老年期抑郁症患者是以其他症状作为主诉的，最常见的一个说法就是失眠。

50. 失眠有哪些危害

长期睡眠不足可以导致注意力不集中、健忘、变胖或消瘦、

老年人睡出健康病不扰

加速衰老、免疫力降低，引发心脑血管疾病，镇静催眠药的使用也可能产生一定的副作用。所以，必须认真科学地对待睡眠。

目前，我国失眠患者就诊率非常低。据统计，73%的失眠患者没有采取过任何措施，忍受着失眠的煎熬；仅13%的患者曾经到医院看过病；只有5%的失眠患者接受过医生的处方来缓解失眠状态。失眠不应被忽视。

但是，过度担心也是无益的。很多长期失眠的老年人一直渴望睡个好觉，但是又特别怕睡不着。怕失眠的心理负担其实比失眠更可怕。害怕失眠本身就会给患者带来精神压力，使患者到了晚上更睡不着觉，因而就更害怕失眠，如此恶性循环。

其实大家可以不用担心，虽然失眠有多种危害，但并非是直接的，一般不会短期内出现严重的问题。我们身边很多长期失眠的人也正常地工作、生活着，所以不用过度害怕。积极就医接受指导，科学地防治睡眠障碍，先把怕失眠的包袱抛下，才能轻松入眠。

51. 失眠与痴呆有什么关系

60岁以上的老年人中大约有半数存在失眠症状，而这个时期又是认知障碍高发的阶段。那么，失眠和痴呆（又称"失智"）之间有什么关系吗？

痴呆等神经系统疾病常会破坏大脑结构，从而引起脑功能下降，包括睡眠觉醒周期紊乱或失眠，这不难理解。但反过来，失眠也是痴呆的一个危险因素，也就是说，长期失眠的人更容易患痴呆。这是因为新形成的记忆在编码阶段需要正常的睡眠作为基础，所以睡眠不好的人记忆力也会跟着变差。有一项研究分析了美国、欧洲和亚洲共 97 264 位 55 岁以上的中老年人，发现睡眠过少（平均每天睡眠不足 5 小时）或过多（超过 9 小时）均与记忆力下降有关。另有大规模人群的长期纵向随访研究证实了睡眠紊乱的确可以增加阿尔茨海默病的患病风险。这样看来，睡眠紊乱与痴呆之间存在互相促进的关系。

睡眠紊乱的人，促炎细胞因子 C 反应蛋白、白介素-6 和肿瘤坏死因子 α 的水平升高。这些免疫失调能够引起大脑中阿尔茨海默病的病理物质——β 淀粉样蛋白的产生增多，加上睡眠本身有助于清除 β 淀粉样蛋白，因此长期失眠通过 β 淀粉样蛋白的累积促使阿尔茨海默病的发生。除此之外，无论动物实验还是人类的研究都发现，全身的系统性炎症会加速认知能力的下降。

目前，痴呆有 9 种为人所熟知的可干预的危险因素，包括教育水平低、中年高血压、中年肥胖、听力下降、晚年抑郁、糖尿病、身体活动量不足、吸烟和缺乏社交。尽管上面可干预的痴呆危险因素里面并没有纳入睡眠障碍，但睡眠障碍与认知障碍之间的确存在"助纣为虐"的关系。干预睡眠障碍和炎症对防治阿尔茨海默病有潜在的探索价值，值得关注。

52. 怎样正确对待失眠

首先，尽量去除失眠的原因。失眠与很多脑部和身体疾病有关，找到和去除病因以后，失眠很可能也会减轻或消失。环境改变、焦虑、抑郁、尿频等是可干预的失眠病因，可以通过调整和适应环境、抗焦虑抑郁治疗、控制血糖或治疗泌尿系统疾病等病

老年人睡出健康病不扰

因治疗改善睡眠。另一些病因尽管不容易根治，只要能长期控制保持稳定，再辅以改善睡眠的对症治疗，大部分患者能取得良好效果。比如痴呆、脑血管病、癌性疼痛导致的失眠。

其次，要培养良好的睡眠习惯。睡前不要吃洋葱、大蒜这些有刺激性气味的食物。尽量作息规律，不把费力思考的时间放在睡前。锻炼时间最好不要放在睡前 2 ~ 3 小时内，如果在这段时间内做剧烈活动，该睡觉的时候大脑皮质还处于兴奋状态，肯定会影响睡眠。不要在床上做与睡觉无关的事情，比如在床上看书、玩手机、打扑克或者织毛衣，要认定床就是一个睡觉的地方。我们要把自己训练到只要上了床、沾了枕头，条件反射般很快就睡着了。很多睡眠不好的人希望白天找时间补补觉，中午多睡一会儿。这样看似下午的精力得到了补充，但长久下来会影响晚上的睡眠。午睡不要超过 1 小时，大睡一定要坚持放到晚上。

还要创造舒适的睡眠环境。尽量消除周围噪声，保持安静的睡眠环境。卧室要保持适当的温度和湿度。选择合适的枕头，枕头过高容易引起落枕；枕头过低容易引起打鼾，枕头的合适厚度是 6 ~ 9cm。喜欢仰卧的人枕头的厚度相当于个人的拳头比较合适；喜欢侧卧的人相当于肩膀的厚度比较合适。趴着睡的习惯不好，这类人的枕头最好特别薄而软才不会压迫胸口和脖子，影响呼吸。打鼾的人可以适当加高枕头，垫个毛巾或者侧卧可能会好一些。

另外，还可以在医生的指导下采用放松疗法、刺激控制疗法、自我暗示训练，必要时接受药物治疗。

53. 躺在床上睡不着应该怎么办

为了尽快睡着，可以试试放松疗法。放松疗法很简单，躺在床上，闭上眼睛，让头部放松，肩膀放松，四肢放松。想象自己躺在一个温暖的沙滩上，阳光照耀，多么舒服。然后全身放松，不停地默想，不要说出声来，放松以后可能就自然而然地进入睡眠状态了。

自我暗示训练也值得推荐。语言对于人的潜意识作用强大，可以躺在床上想："我睡，我困了，想睡，很想睡，一会儿就睡……"不要想："我必须睡，一定睡，不睡就不行。"这样强迫去睡其实是一种负性的干扰，让自己精神更紧张。也不要数羊，一只羊、两只羊、三只羊、四只羊……数着数着就越来越精神了。

如果试了这些办法还是迟迟睡不着，就干脆离开床，干一点儿比较轻松的事，如散散步、说说话、听听舒缓的音乐，等困了再上床去睡觉。不管这天晚上睡得怎么样，次日早晨一定要按时起床。白天该干什么就干什么，不要有心理负担，老惦记着昨天晚上没睡好。可以午睡，但是时间不要超过 1 小时，以免干扰当天晚上的睡眠。这么做看似躺在床上的时间缩短了，一开始睡眠时长也确实没有增加，但长期坚持下去，睡眠效率就会提高，在床上睡觉的时间和质量都会改善。

（吕继辉　张守字）

（二）呼吸科疾病与睡眠

54. 睡眠与呼吸有怎样的关系

睡眠时机体功能状态呈现一系列显著变化，包括各种有意识主动行为消失、对外界刺激的反应能力减弱、肌肉活动减弱，内分泌系统和心血管系统的功能也发生变化，都会对呼吸系统功能产生一定的影响。睡眠对呼吸系统的主要影响包括呼吸幅度和频率的改变以及进出肺的气体量，即通气量的改变。平稳的呼吸是保持正常睡眠的关键，若由于各种原发性或继发性病因导致呼吸障碍可能会影响正常的睡眠。若睡眠中发生频繁的呼吸暂停，随着呼吸暂停时间的延长，使得发生频繁的微觉醒，造成患者睡眠中断，深睡眠减少，睡眠质量下降。

55. "打鼾就是睡得香"这个说法正确吗

以往的认知认为，打鼾表明真正进入了睡眠状态，是一种"睡得香"的表现，但实际上，打鼾是睡眠呼吸不畅的信号。正常人睡眠期呼吸应该是一个均匀、无声的过程，一旦出现打鼾，意味着上呼吸道某处或者某几处发生了狭窄。单纯性打鼾患者睡眠时反复出现鼾声，除打鼾外并无晨起头痛、疲乏、思睡等表现，也没有呼吸暂停、低通气证据，其发生可能与吸烟、饮酒、药物、肌肉松弛药、麻醉药的应用等外源性因素有关，也可能与肥胖、上呼吸道病变导致上呼吸道狭窄、中枢系统病变等患者因素有关。打鼾往往是睡眠呼吸障碍的起始或前期状态，因此对于此类患者，我们需要格外注意，须观察患者睡眠中是否发生呼吸暂停、呼吸暂停持续的时间、是否有夜间憋醒等症状，患者也应及时就医，排除睡眠呼吸暂停低通气综合征诊断，早期进行戒烟戒酒、睡眠体位控制等行为治疗，或减重与手术治疗等，均可获得良好疗效。

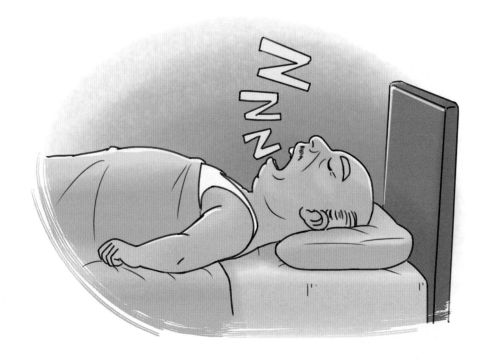

56. 什么是睡眠呼吸暂停低通气综合征

　　睡眠呼吸暂停低通气综合征是睡眠呼吸障碍中的一类疾病，由于各种原因导致睡眠过程中反复出现呼吸暂停和/或低通气，造成低氧血症和高碳酸血症、睡眠结构紊乱，从而导致一系列的临床表现，病情逐渐发展可出现肺动脉高压、肺心病、呼吸衰

　　　　　　　　　　　　　　老年人睡出健康病不扰

竭、高血压、冠心病、心律失常、脑血管意外、代谢综合征等严重并发症。睡眠过程本身会导致呼吸幅度、频率的变化，也会出现肺通气量的改变，当存在睡眠呼吸暂停低通气综合征时，这些变化会表现得更明显，从而给患者带来一系列病理生理变化。睡眠呼吸暂停低通气综合征与我们平常说的打呼噜并不是一回事，如果分不清或者不知道需不需要医学干预，建议去医院听一下专业医生的建议。

57. 睡眠呼吸暂停分为哪些类型

根据睡眠呼吸暂停时胸腹呼吸运动的情况，临床上将睡眠呼吸暂停分为中枢性、阻塞性、混合性三种类型。

中枢性睡眠呼吸暂停指呼吸暂停过程中呼吸动力消失，即发生呼吸暂停的同时也没有胸腹的运动，其发生主要与呼吸中枢呼吸调控功能的不稳定性增强有关。此类患者较少见，不超过10%，原发性更为少见，继发性常见于各种中枢神经系统疾病、脑外伤、充血性心力衰竭、麻醉和药物中毒等。神经系统病变主要有血管栓塞或变性疾病引起的脑干或脊髓病变、脊髓灰质炎、脑炎、枕骨大孔发育畸形和家族性自主神经功能障碍等。一半以上的慢性充血性心力衰竭患者出现称为潮式呼吸（Cheyne-Stokes respiration）[1] 模式的中枢性睡眠呼吸暂停综合征。

阻塞性睡眠呼吸暂停指呼吸暂停过程中呼吸动力仍然存在，即发生呼吸暂停时还存在胸腹运动的努力，其发生主要与上气道

---

[1] 呼吸节律由暂停—浅呼吸—深呼吸—浅呼吸—暂停，并重复上述循环的呼吸方式，是呼吸中枢兴奋性降低的表现。

解剖学狭窄直接相关，呼吸中枢反应性降低及神经、体液、内分泌等因素亦与发病有关。此类是最常见的睡眠呼吸障碍，其发病有家庭聚集性和遗传倾向，多数患者肥胖或超重，存在上呼吸道包括鼻、咽部位的狭窄，如变应性鼻炎、鼻息肉、扁桃体/腺样体肥大、软腭下垂松弛、悬雍垂过长过粗、舌体肥大、舌根后坠、下颌后缩、颞颌关节功能障碍和小颌畸形等。部分内分泌疾病如甲状腺功能减退症、肢端肥大症常合并阻塞性睡眠呼吸暂停。

混合性睡眠呼吸暂停指一次呼吸暂停过程中既有中枢性的特点，也有阻塞性的特点。呼吸暂停开始时，患者并无胸腹运动，而呼吸暂停一段时间后，则出现胸腹运动的努力。

58. 哪些表现提示有可能存在睡眠呼吸暂停低通气综合征

临床上最常见的是阻塞性睡眠呼吸暂停低通气综合征（obstructive sleep apnea hypopnea syndrome，OSAHS），其典型的临床特点主要包括睡眠时打鼾、他人目击的呼吸暂停、憋醒和日间嗜睡。患者往往有较明显的体态特征，包括肥胖、颈部短且粗、腹围增大、小颌畸形，这些特征较易引起上气道狭窄、上气道扩张能力下降、呼吸中枢驱动异常等而发生 OSAHS，因此格外需要引起关注。

几乎所有的 OSAHS 患者均有打鼾症状，典型者表现为鼾声响亮且不规律，伴间歇性呼吸停顿，往往是鼾声—气流停止—喘气—鼾声交替出现。呼吸暂停是主要症状，多为同室或同床睡眠

老年人睡出健康病不扰

者发现患者有呼吸间歇停顿现象。一般气流中断的时间为数十秒，个别长达 2 分钟以上，多伴随大喘气、憋醒或响亮的鼾声而终止，部分患者会突然憋醒而坐起，感觉心慌、胸闷、心前区不适，深快呼吸后胸闷可迅速缓解，有时伴胸痛，症状与不稳定型心绞痛极其相似，严重者可出现发绀、昏迷。患者睡眠中也可出现多动不安、多汗、夜尿增多、睡眠行为异常等。

患者除了出现夜晚睡眠过程中的异常表现外往往也会出现因睡眠质量下降而引起的白天的症状，出现晨起咽干、嗜睡、头晕乏力、精神行为异常、头痛、个性变化等。

老年患者表现不典型，由于呼吸力量减弱，因此鼾声降低，但呼吸暂停现象不减轻，日间嗜睡的症状可能不突出，但失眠或睡眠不宁表现增多，夜尿增多是常见症状。在老年患者出现记忆减退、认知功能改变时，也须注意有无睡眠呼吸暂停可能。

59. 怎样诊断睡眠呼吸暂停低通气综合征

睡眠呼吸暂停低通气综合征的诊断需要进行多导睡眠监测。一般需要整夜 ≥7 小时的睡眠监测，可在特定的睡眠中心进行夜间试验，通过多种监控器测量睡眠时各种不同的生理信号，进行夜间连续的脑电图、呼吸、动脉血氧饱和度、心电图、心率、肌电图、体位等指标的监测，可以了解打鼾者有无呼吸暂停、呼吸暂停的类型、暂停的次数、暂停的时间、发生暂停时最低血氧饱和度及对身体健康影响的程度。有临床症状的患者呼吸暂停低通气指数（apnea hypopnea index，AHI）≥5 次/时，可诊断睡眠呼吸暂停低通气综合征。5 次/时 ≤ AHI ≤15 次/时，85% ≤ 最

低血氧饱和度 <90% 为轻度；15 次/时 <AHI≤30 次/时，80%≤最低血氧饱和度 <85% 为中度；AHI >30 次/时，最低血氧饱和度 <80% 为重度。

60. 在进行睡眠呼吸监测时有哪些注意事项

患者需要提前与睡眠监测中心人员沟通确定监测时间，在监测当夜提前进入睡眠监测室适应监测环境，了解监测过程。监测当日禁止服用镇静催眠药，以防干扰监测结果；禁止饮酒，禁止饮用兴奋性饮料如咖啡、可乐、茶等；为保证夜间睡眠质量，监测当日白天应尽量少睡。监测过程中因身体持续有多部位电极、导线等与监测仪器连接，夜间尽量避免起夜，需要尽可能减少入睡前的饮水量；监测前洗澡、洗头、更衣，男子必须剃净胡须，不要使用化妆品，可以保证电极片、导线更好地连接，保证信号传输效果。最好自带一套宽松的睡衣、睡裤，睡衣必须是可以从前面解开的样式，以便粘贴电极。患者可根据自己入睡情况自带报刊、书籍、收音机；行动不便或有严重并发症者可家属陪床。监测前避免剧烈运动，保持精神情绪稳定，以免影响睡眠；监测前避免上呼吸道感染。

61. 睡眠呼吸暂停低通气综合征患者最需要关注什么

明确诊断睡眠呼吸暂停低通气综合征的患者需要对病因进行分析，结合睡眠监测结果、体态特征（体重指数、颈围、颈长、腹围、颌面形态）、是否有遗传因素、基础疾病既往史等判断发病的原因，只有查明睡眠呼吸暂停的原因才可能进行针对性的治疗。

此外，患者还需要评估白天嗜睡的情况，并进行脏器功能的评估，发现可能尚未重视的并发症和合并症；需要监测血压、心率，较重的睡眠呼吸暂停患者还需要行血常规、肝功能、肾功能、血糖、血脂、甲状腺功能、心电图、肺功能等检查；部分患者还需要进行血气分析检查，以明确有无由睡眠呼吸暂停综合征引起的其他脏器功能损伤或合并的脏器功能障碍。

临床上难治性高血压、心功能不全、不明原因心律失常、糖尿病、高脂血症、脑血管病变等可能与睡眠呼吸暂停低通气综合征息息相关，患者须根据可能的原因进行相关检查，这需要耳鼻喉科、口腔科、呼吸科、心内科、神经内科、内分泌科、精神心理科等多学科医生参与到患者的诊断与治疗中。

62. 睡眠呼吸暂停低通气综合征会给患者带来哪些影响

阻塞性睡眠呼吸暂停低通气综合征（OSAHS）可导致多系统损害，与心血管、脑血管、代谢性疾病密切相关，严重者可发生猝死。OSHAS 患者夜间频繁出现的呼吸事件如间歇性低氧血症、高碳酸血症、睡眠片段化、胸膜腔内压或颅内压变化、交感神经活化，可引起一系列血流动力学、神经性、代谢性、炎症性或氧化性改变，导致糖尿病、脂代谢异常、血小板聚集增加、纤维蛋白溶解活性降低、内皮损伤和动脉粥样硬化，使得患者易发生 OSAHS 相关性心肌缺血、心律失常、高血压。患者冠心病、心肌梗死、心力衰竭和心房颤动的发病率高，这些又都是脑卒中的危险因素，使得脑卒中发病风险和死亡风险增加，严重 OS-

AHS 患者的脑卒中发病风险更高。上述疾病又可以导致或加重 OSAHS，使得患者病情加重。

OSAHS 患者由于夜间睡眠障碍，导致白天嗜睡、头晕乏力，会影响工作生活。严重者吃饭、与人说话时即可入睡，甚至发生开车时入睡，导致严重交通事故。患者可出现注意力不集中、精细操作能力下降、记忆力和判断力下降等精神行为异常，症状严重时不能胜任工作，老年人可表现为痴呆。部分患者可出现头痛，有时需要服用镇痛药才能缓解。患者可表现个性变化，出现烦躁、易激动、焦虑等，家庭和社会生活均受一定影响，由于与家庭成员和朋友情感逐渐疏远，可能出现抑郁症。

63. 诊断患有睡眠呼吸暂停低通气综合征，应该怎么办

睡眠呼吸暂停低通气综合征的患者存在睡眠相关低氧和睡眠质量下降，将会严重影响患者的身心健康。因此，需要重视疾病的预防，及时就医明确病因，选择合适的治疗方案，达到改善临床症状、防止并发症的发生、提高生活质量、改善预后的目的。患者需要配合医生进行相关检查以明确病因，可前往呼吸科或耳鼻喉科就诊，明确是否存在鼻咽腔解剖结构异常；需要结合既往史明确是否存在心功能不全、脑血管病变、甲状腺功能减退等基础病变，高血压、糖尿病患者还需要关注血压和血糖的水平。肥胖的患者需要注意减轻体重，还要戒烟戒酒、慎用镇静催眠药及其他可引起或加重 OSAHS 的药物，避免白天过度劳累。另外，在睡眠时尽量采取侧卧位入睡。

病情比较重的患者可以通过睡眠时佩戴呼吸机进行持续气道正压通气治疗改善病情。这是一种无创伤的治疗手段，可以在睡眠时提供一定水平的气道正压，直接打开气道，防止气道塌陷，减少上气道阻力，改善睡眠片段化。不耐受呼吸机的患者或单纯性鼾症、轻中度 OSAHS 患者，也可以尝试使用口腔矫治器。下颌前移器是目前临床应用较多的一种，通过前移下颌位置，使舌根部及舌骨前移，使咽气道扩大，增加上气道的稳定性，但该方法不适用于有颞颌关节炎或功能障碍患者。存在鼻部及咽部的解剖狭窄的患者可以在医生指导下接受手术治疗。

64. 睡眠障碍与支气管哮喘

支气管哮喘是一种常见病、多发病，主要症状是发作性的喘息、气急、胸闷、咳嗽。支气管哮喘是由多种炎性细胞和细胞组分参与的气道慢性炎症性疾病，这种慢性炎症与气道高反应性相关，通常出现广泛而多变的可逆性气流受限，导致反复发作的喘息、气促、胸闷和/或咳嗽等症状，多在夜间和/或清晨发作、加剧，多数患者可自行缓解或经治疗缓解。支气管哮喘患者因为气道高反应性会出现呼吸不畅，特别是在凌晨出现的这种副交感神经占优势的支气管收缩，会使气道狭窄，引起呼吸困难，导致睡眠中断，夜间觉醒，睡眠质量下降。这会导致患者紧张、焦虑、睡眠障碍，加重支气管哮喘的急性发作。

总的来说，虽然支气管哮喘和睡眠没有直接的联系，但是二者之间会相互影响，可以互为因果，导致病情加重。特别是由于支气管哮喘引起患者睡眠质量下降，如果时间较长会引起支气管哮喘患者的精神心理变化，产生严重的精神症状，反过来也会影响支气管哮喘症状的控制。

因此，睡眠障碍合并支气管哮喘的患者应该积极地控制支气管哮喘症状，定期到医院就诊，严格按照医生的要求应用治疗支气管哮喘的药物，包括吸入糖皮质激素和支气管扩张剂，并注意休息和适当运动，避免支气管哮喘复发。

65. 慢性阻塞性肺疾病和睡眠障碍

慢性阻塞性肺疾病（chronic obstructive pulmonary disease，COPD）简称慢阻肺，是一种以不完全可逆的气流受限为特征的常见肺部疾病，气流受限通常呈进行性发展，与肺对有害颗粒或有害气体的异常炎症反应有关。COPD 是一种可以预防和治疗的慢性气道炎症性疾病，其主要临床表现为：①慢性咳嗽：随病程发展可终身不愈，常晨间咳嗽明显，夜间有阵咳或排痰。②咳痰：一般为白色黏液性或泡沫样痰，偶可带血丝，清晨排痰较多，急性发作期痰量增多，可有脓性痰。③气短或呼吸困难：早期在劳力时出现，后逐渐加重，以致在日常活动甚至休息时也感到气短，是 COPD 的标志性症状。④喘息和胸闷：部分患者特别是重度患者或急性加重时出现喘息。⑤其他：晚期患者有体重下降、食欲减退等。

由于 COPD 患者经常出现呼吸困难、咳嗽或咳痰，严重时会出现呼吸衰竭或心功能不全，导致出现一定程度的睡眠障碍，包括入睡困难、眠浅、早醒、非快速眼动相睡眠和快速眼动相睡眠时间减少。因为呼吸困难、夜间咳嗽咳痰等引起夜间惊醒、睡眠间歇、睡眠效率下降等，患者还可能会出现晨起后的疲劳感，偶尔会出现头痛、头晕。而且，患者经常出现精神不佳、疲乏、嗜睡、焦虑等症状，严重影响睡眠。如果 COPD 患者由于病情加重出现呼吸衰竭、高碳酸血症，还会出现二氧化碳麻醉，导致患者呼吸较弱，通气量不足，出现嗜睡甚至昏睡，可能有生命危险。因此，COPD 患者首先应该了解 COPD 的有关知识，做好自我保健，适当运动；安全规律地应用吸入药物，包括吸入糖皮质激素和支气管扩张剂，避免 COPD 急性加重。常用的药物有糖皮质激素和支气管扩张剂，最新型的吸入药物有两联和三联制剂，对 COPD 患者控制临床症状、预防急性发作效果明显。

66. 慢性咳嗽与睡眠障碍

目前认为，咳嗽持续时间≥8 周，胸部 X 线片无明显肺部疾病证据的咳嗽称为慢性咳嗽，咳嗽往往是患者唯一就诊症状。慢性咳嗽是呼吸系统常见的临床症状之一。

慢性咳嗽常见原因有慢性呼吸系统疾病如慢性支气管炎、慢性咽炎、气管支气管炎、支气管扩张、过敏原刺激、肺部细菌感染，以及各种胸膜疾病，如各种原因所致的胸膜炎、胸膜间皮瘤、自发性气胸等。某些中枢神经因素，如从大脑皮质传出的冲动传至延髓咳嗽中枢，例如脑炎、脑膜炎，也会引起咳嗽。卡托普利、福辛普利、胺碘酮等药物也会引起慢性咳嗽。

另一种引起慢性咳嗽的常见疾病是咳嗽变异性哮喘（cough

variant asthma，CVA），该病以咳嗽为唯一症状，故临床特点缺乏特异性，误诊率非常高。因此，对于慢性反复发作的咳嗽，应该想到该病的可能。咳嗽变异性哮喘主要有以下临床特点：咳嗽可能是哮喘的唯一症状，主要为长期顽固性干咳，常常在吸入刺激性气味、冷空气、接触过敏原、运动或上呼吸道感染后诱发，部分患者没有任何诱因；多在夜间或凌晨加剧；有的患者发作有一定的季节性，以春秋为多。

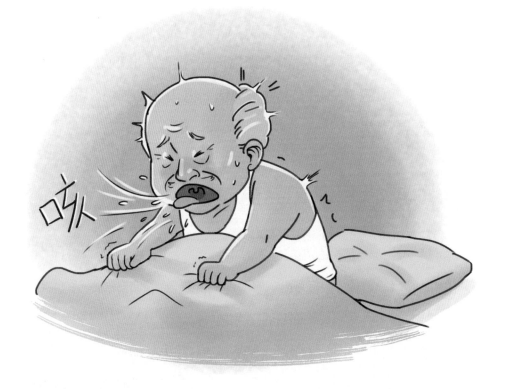

慢性咳嗽其咳嗽症状往往夜间比较明显，阵发性发作，长时间咳嗽不止，导致患者严重睡眠障碍，经常晚上不能正常入眠。部分患者因此患了夜晚恐惧症，产生了严重的焦虑、忧伤和恐惧心理，出现了头疼、心律不齐、喘憋加重等症状。因此，慢性咳嗽患者应该积极治疗原发病，控制咳嗽症状，寻找病因对症治疗。对于咳嗽变异性哮喘，患者可以给予应用吸入糖皮质激素、白三烯受体拮抗剂、抗过敏药物、β_2 受体激动剂和茶碱类药物治疗，经过 2~3 个月的治疗，咳嗽则可缓解。

（田蓉　刘前桂）

（三）帕金森病与睡眠

67. 常见的帕金森病睡眠障碍有哪几种

说到帕金森病，很多人的第一印象就是手抖，很难想到帕金森病还和睡眠有关。其实，帕金森病的症状非常多，简单地说，包括运动症状和非运动症状。所谓运动症状指的是静止性震颤、肌强直、动作迟缓和姿势步态异常。非运动症状包括睡眠障碍、嗅觉障碍、焦虑、抑郁、认知障碍、便秘、多汗、疼痛、疲乏等。其中，帕金森病的睡眠障碍出现得特别早，甚至在其运动症状出现前十多年就可能存在，是帕金森病最棘手的非运动症状之一，可累及 55%～80% 的患者。

帕金森病的睡眠障碍绝不是单纯的失眠那么简单。简单地说，帕金森病的睡眠障碍包括失眠、白天嗜睡或睡眠发作、不宁腿综合征、快速眼动睡眠行为障碍和周期性肢体运动等。失眠只是帕金森病睡眠障碍的一部分，其余的几种后面将逐一介绍。

68. 帕金森病的失眠有哪些表现

帕金森病睡眠障碍中，以失眠最常见。临床工作中，医生经常会听到帕金森病患者述说这样的苦恼："干瞪眼，睡不着。""一到晚上，最难熬了，翻不动身，起不了床，而且睡不着。""数羊数到 1 000 了，还是没睡着。"失眠主要表现为入睡困难、入睡后维持睡眠时间短或早醒后无法再次入睡。一般情况下，睡眠良好的成人在10~20分钟内即可入睡，夜间清醒时间少于30分钟。而失眠患者入睡时间往往大于30分钟（入睡困难），或夜间清醒时间大于30分钟（睡眠维持困难），或晨起醒来时间比自己的预期时间提前至少30分钟。帕金森病的失眠更多地表现为睡眠片段化、整夜频繁觉醒和晨间早醒。但是，单纯以上三点还不足以诊断失眠，日间功能受损也是诊断失眠的必备条件。日间功能受损表现为日间疲乏不适、精力减退、注意力不集中、差错增多、心境紊乱、易激惹、表现能力受损、持续担心睡眠等。帕金森病的失眠原因很多，最常见的原因有：①夜尿频繁：尿频是帕金森病的另一个常见非运动症状，因一次次起夜而影响睡眠；②肌强直：因翻身困难，不能在睡眠中自然完成翻身动作；③痛性痉挛：疼痛也是帕金森病的非运动症状，会影响睡眠；④震颤：可能也是失眠的原因之一。抑郁也常与睡眠效率不佳、睡眠时间减少和清晨早醒相关。

69. 帕金森病失眠患者应掌握哪些睡眠卫生知识

帕金森病失眠患者，应掌握一些睡眠卫生知识。

（1）睡眠时间长短有个体差异。一般成年人的睡眠时长在7~8小时，但也存在个体差异。即使睡眠时间只有6~7小时，甚至5~6小时，只要自然醒来后头脑清醒、精力充沛，就大可放心地起床活动了，没有必要必须躺够8小时。

（2）暂时的失眠不会对人体产生很大的影响。相比较而言，对睡眠的严重担心更影响自身的身心健康。

（3）建立良好的睡眠环境有助于快速入睡。保持卧室空气清新，温度适宜，枕头、床具软硬适中。

（4）生活要有规律，作息时间相对固定。22:00—次日4:00是最佳睡眠时间。尽量坚持在22:00左右上床睡觉，最迟不超过23:00。而且，不论晚上睡得如何，都应在早上固定时间起床，休息日也应如此。这样有利于建立固定的睡眠觉醒周期。

（5）睡前30分钟有一个放松的过程。睡前不做剧烈的体育运动和高强度的脑力活动。一般情况下，睡前活动应与白天的主要活动相反，如体力劳动者睡前应看看书、读读报或听些音乐；脑力劳动者则可进行轻度的体力活动，如散步、做操、慢跑等。

（6）放松心态。尤其在已经睡眠不好的情况下，心情放松，听任自然，采取能睡多少就睡多少的态度更有利于改善失眠状态。

（7）避免睡前饮酒和喝咖啡。其实，饮酒后睡得快是一种酒精中毒的现象，其睡眠多为浅睡眠，并非真正的高质量睡眠，而且会破坏睡眠的生理过程。

（8）不要在床上做与睡眠无关的活动，如玩手机、看书、听广播、聊天、想事情等。

70. 帕金森病患者真的有一双不能安放的腿吗

有人问，帕金森病患者会有一双不能安放的腿吗？这是什么意思？其实，这里说的是帕金森病患者的另一种睡眠障碍——不

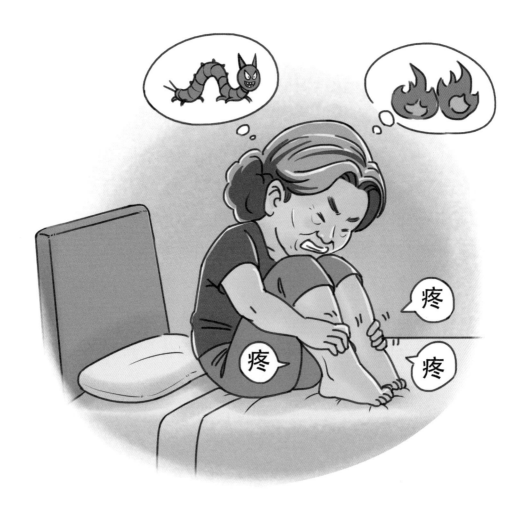

宁腿综合征。

　　所谓不宁腿综合征（restless leg syndrome，RLS）是一种来自中枢神经系统的运动感觉性疾病，由英国医生 Thomas Willis 首次描述，又称为 Willis‐Ekbom 病（Willis‐Ekbom disease，WED）。医学上把它分为原发性和继发性两种。原发性不宁腿综合征原因不明，有的具有家族史。继发性不宁腿综合征可见于帕金森病、尿毒症、缺铁性贫血、叶酸和维生素 B 缺乏、妊娠、干燥综合征、小纤维神经病、多灶性运动神经病、腓骨肌萎缩症、代谢病、药源性等。

不宁腿综合征主要表现为夜间睡眠中或安静状态下出现双下肢的不舒服，甚至是一种极度不适感，有的像有小虫子爬，有的火烧火燎的，有的疼得像撕裂一样……尤其是小腿明显，有时也会累及大腿和上肢，一般是双侧。因为不舒服，患者难以安稳入眠，只能不停地活动下肢或下床行走。通常活动后不舒服会减轻一些，但一旦恢复休息，那些不适又会卷土重来。而且，这种不适症状还有特征性的昼夜变化规律，腿部不适感经常出现在傍晚或夜间，午夜与凌晨最厉害，白天症状相对轻微。这里需要强调的是，不宁腿综合征除了主要表现在双腿不舒服外，还可出现于上肢或身体其他部位，比如上肢、面部。

当然，医生在诊断不宁腿综合征时，首先要排除药物或行为习惯相关因素，如腿部痉挛、姿势不恰当、肌肉疼痛、静脉曲张、腿部水肿、关节炎或习惯性腿部抖动等。

71. 哪些原因会引起不宁腿综合征

不宁腿综合征严重扰乱患者的睡眠，那么哪些原因会引起不宁腿综合征呢？我们又该如何针对病因改善症状呢？

遗传因素：不宁腿综合征分为原发性和继发性两种类型。原发性不宁腿综合征一般有家族史，大部分呈常染色体显性遗传。

神经系统疾病因素：继发性不宁腿综合征多在40岁以后发病，与多种神经系统疾病，如帕金森病、脑血管病、多发性硬化、脊髓病变等有关。这类患者采用药物治疗为主的治疗方式，如服用多巴丝肼（复方左旋多巴）、卡左双多巴控释片、多巴胺受体激动剂、加巴喷丁、镇静药等，都可改善症状。当然，具体用药还要听从专科医生的指导。

其他疾病因素：如铁缺乏、叶酸缺乏、妊娠或慢性肾脏病等也和不宁腿综合征有关。如果是缺铁引起的，应补充铁剂；如果是叶酸缺乏的患者，应补充叶酸；肾脏病后期可以进行肾移植等。

药物因素：部分药物可能诱发或加重不宁腿综合征的症状，如多巴胺受体拮抗剂、镇吐药、抗抑郁药（如舍曲林、西酞普兰等）和抗组胺药（如苯海拉明等）等。此外，尼古丁、酒精、咖啡等也有诱发或加重不宁腿综合征的可能。所以，停用这些药物或物质就是最直接的改善症状的方式。

72. 针对不宁腿综合征，我们能做什么

不宁腿综合征有很多药物治疗的方法，但患者也可采取一些措施，让不能安放的双腿舒服一些：

（1）减少或停用烟、酒、含咖啡因的刺激性饮食。烟草、酒精、咖啡都是兴奋性物质，会影响患者夜间睡眠，加重双腿的不适。

（2）养成经常锻炼的习惯，尤其是加强腿部的锻炼。腿部锻炼能增强腿部神经肌肉的稳定性。

（3）养成良好的生活习惯，每天睡前洗热水澡或热水泡脚，然后做肢体按摩、搓脚心等。改善下肢的血液循环，提高舒适度，有利于减轻不安腿的症状。

（4）培养健康的睡眠习惯。按时入睡、定时起床，不熬

夜、不赖床，白天不长时间卧床，睡前不做剧烈运动，保持卧室的通风安静、寝具的整洁等，都有助于减轻不宁腿综合征的症状。

不宁腿综合征是帕金森病患者失眠的表现之一，占的比例非常高。长期的不宁腿综合征严重影响患者的睡眠，甚至导致忧虑、抑郁以及生理、心理、社会交往等各方面都出现功能障碍，所以要引起足够的重视。

73. 帕金森病患者睡眠中会拳打脚踢吗

曾经，一位头上包着纱布的帕金森病患者这样告诉医生："大夫，我睡觉的时候又喊又叫、拳打脚踢，有时还突然跳起，要么撞墙，要么掉到床下。昨天又把头撞破了，缝了好几针。这已经是第三次了。"睡眠中拳打脚踢，还能跳起？莫不是这位老人家秘密修炼了什么盖世武功？其实不是的，这位老人家是出现了快速眼动睡眠行为障碍！

快速眼动睡眠行为障碍（rapid eye movement sleep behavior disorder，RBD）是在快速眼动期反复发作的睡眠相关发声和/或复杂动作。15%~47%的帕金森病患者有RBD，其他的神经变性疾病也经常合并RBD。比如，多系统萎缩患者中，RBD患者比例可高达80%~95%；路易体痴呆患者中，高达80%有这样的表现。这样看来，RBD是帕金森家族的通病——因为它们都是α突触核蛋白神经变性病。而RBD只是帕金森病的一种前驱综合征。有数据统计，超过3/4的自发性RBD病例最终进展为帕金森病或帕金森综合征中的其他疾病，虽然这可能是在 RBD 起病后很多年后发生的。

74. 帕金森病患者会出现白天过度嗜睡吗

帕金森病患者不单单存在夜间失眠，还会有白天过度嗜睡（excessive daytime sleepiness，EDS）。白天过度嗜睡在帕金森病患者中的发病率为 33% ~ 76%。其症状表现轻重不一，轻者可能只是困倦，而重者会表现为突然睡眠发作，甚至在吃饭、说话的过程中都会突然入睡，更重者根本来不及上床即可入睡。白天过度嗜睡会造成患者摔倒的危险，尤其是对于正在开车的患者，危险更大。

帕金森病患者发生白天过度嗜睡的因素较多，如夜间睡眠困难、抑郁、痴呆等精神神经因素，大剂量长期的左旋多巴及多巴胺受体激动剂的副作用，肌肉僵直或疼痛控制不良造成的睡眠紊乱，以及共存的其他睡眠障碍，包括睡眠呼吸障碍和周期性肢体运动（periodic limb movement of sleep，PLMS）等。

帕金森病患者出现白天过度嗜睡首先要改善夜间睡眠，例如改善睡眠卫生习惯、减少起夜次数等。对于抗帕金森病药引起的日间嗜睡，可减少或停用多巴胺受体激动剂。多巴胺受体激动剂可引起白天过度嗜睡，有时会严重到突然出现发作性睡病样睡眠发作，此时有必要减少或停用多巴胺受体激动剂。多巴胺受体激动剂是重要的抗帕金森病药，所以在实际临床工作中只能进行一定程度的减量。另外，可进行药物治疗。有证据表明，B 型单胺氧化酶抑制剂司来吉兰有助于缓解白天嗜睡，因为司来吉兰的代谢产物为苯丙胺衍生物，后者能减少睡眠，所以司来吉兰可用于治疗伴有白天过度嗜睡的帕金森病。此外，莫达非尼和哌甲酯也可用于白天过度嗜睡的治疗。白天适当使用咖啡因也有一定益处。适当的体力活动和锻炼对控制帕金森病患者的日间嗜睡也有帮助。

（吴玉芙）

老年人睡出健康病不扰

（四）耳鼻喉科疾病与睡眠

75. 分泌性中耳炎是如何影响睡眠的

张大叔感冒以后，一只耳朵听不见了，像被塞了棉花一样，用他自己的话说，就像蒙在鼓里，而且还有耳鸣的情况，尤其是晚上睡觉时更严重，导致这两天一直睡不好，这是怎么回事呢？这可能是得了分泌性中耳炎。

分泌性中耳炎是以鼓室积液为主要特征的中耳非化脓性炎性疾病，在老年人中病因以上呼吸道感染为主，多由于咽鼓管功能不良产生。什么是咽鼓管呢？顾名思义，咽鼓管就是连接鼻咽部与鼓室的通道，是中耳与外界环境沟通的唯一管道，具有调节鼓室内气压保持其与外界气压平衡、清洁和防御、防声的功能。当咽鼓管的通气功能发生障碍时，中耳内的空气被吸收以后，得不到相应的补充，便会逐渐形成负压。由于负压的影响，中耳黏膜中的静脉出现扩张，管壁通透性增加，血清漏出并聚集于中耳，便开始形成积液。

与青年人分泌性中耳炎多表现为耳闷及听力下降不同，老年人分泌性中耳炎多表现为耳闷及耳鸣，可为间断的"噼啪"声或低调的"轰轰"声，个别还会出现高调耳鸣。在打哈欠、擤鼻子及改变头位时，耳内还会出现气过水声。

建议老年人在感冒后出现耳朵闷堵、耳鸣及听力下降时，及时到医院就诊。早期的积极治疗，通过改善咽鼓管通气引流的功能，能治愈大部分分泌性中耳炎。

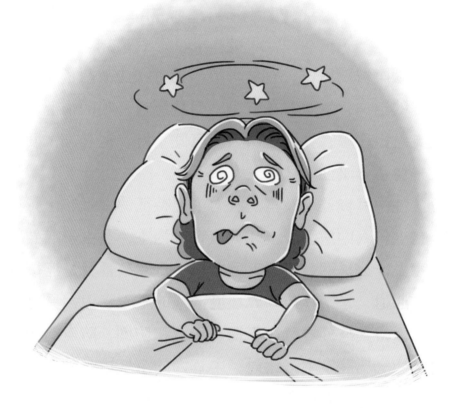

　　某日，贺阿姨夜间翻身时突然觉得天旋地转，保持不动很快就好多了，再一翻身感觉转得更厉害了，还出现了恶心、呕吐，一夜未眠。因为有高血压病史，既往又出现过脑梗死，家人赶紧把她送到急诊。经过一系列检查后，确诊是"良性位置性眩晕"，就是俗称的"耳石症"。经过手法复位后，翻身时天花板不转了，睡眠也恢复正常了，老人家对此不胜感激。

　　"耳石症"是最常见的外周性前庭疾病，典型的耳石症常常发生在早晨起床或夜间翻身时，起床、躺下、床上翻身、低头、抬头或突然转头等动作都可能诱发，出现视物旋转，同时还可能伴随恶心、呕吐、头晕、头重脚轻、漂浮感、平衡不稳感等，通常持续数十秒，一般不超过 1 分钟。中老年患病率明显高于青年人。出现"耳石症"了也不用太紧张，去医院前尽量避免头部活动或减慢活动的速度，就能减轻症状。到医院进行手法复位是目前治疗耳石症的主要方法，可徒手或借助仪器完成，大多数患者经复位后效果良好。如果不耐受复位治疗，还可以进行前庭康复训练。

77. 睡前听音乐会影响睡眠吗

李大爷睡觉前经常喜欢插着耳机听音乐、看视频，最近感觉听力好像不太好了，而且耳朵里还嗡嗡响，响声在夜晚安静时最为显著，使得他难以入睡，在睡眠较浅的时候，响声还能够将他吵醒。这是怎么回事呢？这可能是慢性声创伤造成的耳鸣和听力下降。

现代生活中，人们接触噪声的机会和种类越来越多，除了最主要的环境噪声——作业噪声和生活噪声外，娱乐噪声也成为越来越常见的噪声源。慢性声创伤是一种因长期接触噪声刺激所引起的以听力损失为主的缓慢进行性的多系统、多部位的损伤，又称噪声性创伤。最为突出的损害是对听力的特异性损害，早期可出现耳鸣，且常常出现在听力下降之前。虽然音乐是一种有规律组合的声音，不属于噪声的范畴，但是当音乐声过大，持续时间过长时，音乐也可能变成噪声。

对于噪声引起的慢性声损伤，建议主要以早期预防为主。首先应避免长时间使用耳机，建议每次使用时间在 1 小时以内；避免在嘈杂环境中戴耳机，音量不能过大；要保持良好的心理状态，避免受到过多不良情绪的影响；控制血压、血糖、血脂；禁止饮酒、吸烟；避免耳毒性药物。尽量远离听力损失的高危影响因素，才能延缓听觉器官的老化过程。

78. 掏耳朵弄不好还会影响睡眠吗

外耳道皮肤娇嫩，皮下组织少，掏耳不当容易引起外耳道皮肤损伤，导致感染，产生外耳道疖。外耳道疖是外耳道毛囊或皮脂腺的葡萄球菌感染所致，多发在外耳道外 1/3 处的软骨部，主要症状表现为剧烈耳痛，可放射至同侧头部，张口、咀嚼、打哈欠时疼痛加剧，影响患者睡眠。

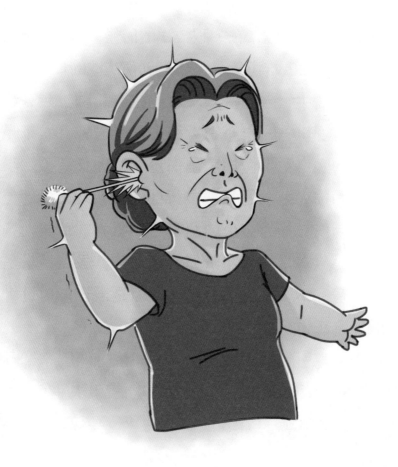

老年人睡出健康病不扰

其实，我们耳朵有自洁功能，不需要专门掏耳朵，耳屎（耵聍）还有保护耳道皮肤的作用。但是仍有很多人时不时想把耳朵掏得干干净净，觉得这样特别舒服、过瘾，殊不知这种过度清洁也会影响我们的健康。如反复掏耳可能引起耳痛、耳流脓、听力下降，甚至还有可能将挖耳勺、棉签头等异物掉入耳道，造成外耳道异物。有些老年人合并糖尿病，严重时诱发急性坏死性外耳道炎，半夜无法入眠，奔赴急诊。因此，掏耳朵会影响睡眠，建议不要经常自行掏耳朵。

79. 脚气会跑到耳朵里，还会影响睡眠，是真的吗

耳朵痒痒是很多人都经历过的事情，这时各式各样的挖耳工具就会大显身手，甚至有些人几天不挖就浑身难受。王大爷也喜欢有事没事掏掏耳朵，这两天耳朵里面痒得受不了，越掏越痒，还越掏越觉得耳朵闷堵，晚上觉也睡不好。到医院一看，医生告诉他是耳朵内发生真菌感染了。王大爷奇怪地问："耳朵里还能有真菌吗？我是有脚气，难道还能跑耳朵里了？"的确，如果患有脚气，又很喜欢掏耳，那么稍不注意卫生，就容易让"脚气"跑到耳朵里。

外耳道真菌病又称真菌性外耳道炎，是温暖潮湿的热带和亚热带地区最常见的耳科疾病之一，最常见的致病菌是曲霉菌属，主要危险因素就是掏耳朵。耵聍腺分泌的耵聍与皮脂腺分泌的皮脂和外耳道皮肤脱落上皮形成的蜡状耵聍可保护外耳道免受真菌感染，若经常挖耳，则会破坏正常的皮肤屏障，为真菌入侵提供条件。绝大部分感染者都曾使用非灭菌器械自行掏耳或在非医疗

机构实施掏耳。此外，长期佩戴耳塞、耳内进水也是重要的危险因素。

在这里我们要提醒老年人，平时应保持外耳道干燥、避免挖耳，如果出现耳痒、耳堵、耳溢液及时到医院就诊，不能自行滴抗生素滴耳液。尽量做到预防为主，早发现、早诊断、早治疗。

80. 过敏性鼻炎是如何导致睡眠质量下降的

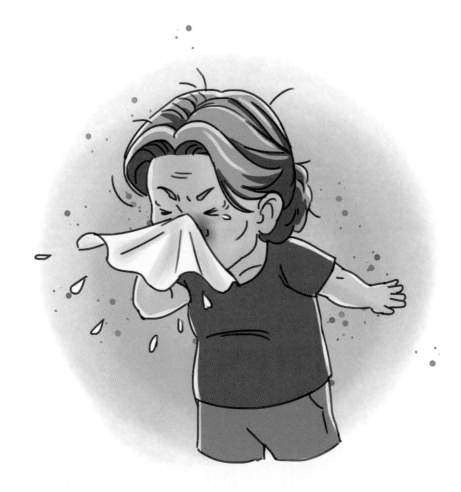

赵大爷刚搬进新房子，没过几天，晚上睡觉时就不停地打喷嚏、流鼻涕，鼻子堵得只能张口呼吸，早上起床时口干舌燥，这

是怎么回事？这应该是得了过敏性鼻炎，其典型症状就是阵发性喷嚏、清水样涕、鼻痒和鼻塞，40%的过敏性鼻炎患者还可能合并支气管哮喘，在有鼻部症状的同时，还可伴有喘鸣、咳嗽、气急、胸闷等肺部症状。

过敏性鼻炎是特异性个体暴露于过敏原后主要由免疫球蛋白E介导的鼻黏膜非感染性慢性炎性疾病。对于尘螨过敏者，建议室内温度保持在 20 ~ 25℃，相对湿度保持在 50%，尽可能避免使用纺织沙发、地毯，定期使用除螨设备清理床垫、床单、被褥和枕头等。花粉过敏者应关注当地的花粉信息预报，在花粉大量播散期间尽量居家并关闭门窗，外出时佩戴防护口罩和防护眼镜，回家进入室内前要清理掉衣服和头发上的花粉，并进行鼻腔盐水冲洗、洗脸和漱口。对宠物过敏原过敏者，最好停止饲养宠物，或将宠物饲养于户外，并使其远离卧室，注意清洁宠物及其环境。

过敏性鼻炎患者需要避免或减少接触过敏原和各种刺激物，目前过敏性鼻炎虽然尚不能彻底治愈，但通过规范化的综合防治，各种症状可得到长期控制，显著提高生活质量。

81. 慢性鼻炎是如何影响睡眠的

慢性鼻炎反复发作会影响睡眠，主要表现在以下两个方面：第一，慢性鼻炎患者往往鼻甲肥大，鼻腔通气功能较差，导致大脑缺氧，影响呼吸睡眠；第二，慢性鼻炎引起的鼻塞，鼻腔分泌物增多，常常使患者无法正常入睡，严重时产生焦虑、抑郁等不良情绪，进一步加重失眠。因此，只有顺畅呼吸，才能睡得安稳。

慢性鼻炎常见原因为急性鼻炎治疗不彻底、鼻腔鼻窦炎症长期刺激、鼻中隔偏曲等，还有其他全身因素如老年人合并贫血、营养不良、维生素缺乏、糖尿病或甲状腺功能减退等慢性疾病。其主要症状是鼻腔黏液性分泌物增多，伴有间歇性或交替性鼻塞。如出现脓性分泌物，提示可能继发感染。此外，还可伴有头痛、失眠、味觉减退等症状。检查可见鼻甲肥大、鼻黏膜充血肿胀。

治疗原则是消除病因：因鼻中隔偏曲导致的慢性鼻炎，必要时应行鼻中隔偏曲矫正术；合并慢性鼻窦炎、鼻息肉者应进行药物综合治疗或必要时进行功能性鼻内镜手术；慢性鼻炎急性发作期鼻塞症状严重时，可视情况短期采用鼻减充血剂治疗，不可长期使用，避免引起药物性鼻炎。日常可采取生理盐水冲洗鼻腔，同时注意加强锻炼，提高机体免疫力。

82. 慢性咽炎导致的睡眠障碍怎么办

张大爷平常吃饭口味重，晚饭吃得比较晚，常常吃完晚饭不多一会儿就躺在床上睡着了，晚上睡觉还打呼噜、张口呼吸，有时还有憋醒现象，憋醒后自觉口干。近日张大爷就因为咽部异物感、反复清嗓子也清不干净而来医院就诊。张大爷这种情况很有可能是睡眠呼吸暂停低通气综合征合并慢性咽炎。

张大爷长期张口呼吸，空气未经鼻部过滤、加温、加湿，直接刺激咽部，使咽部防御功能减弱，细菌、病毒更易侵入，引起慢性咽炎。同时，张大爷平时吃饭口味重，过量摄入食盐会导致唾液的分泌量减少，而口腔内的唾液除了可以帮助食物消化之外，还可以抵抗细菌和病毒，唾液分泌量减少后，细菌和病毒繁殖能力增强，易引起咽炎或使原有症状加重；食盐还具有高渗透性，过咸的食物经过咽喉部位，会使咽喉黏膜的水分减少，从而造成抵抗力下降，各种细菌和病毒便会乘虚而入，引发咽炎。此外，张大爷吃完晚饭不多一会儿就躺在床上睡觉，所以很可能合并胃食管反流，这也可能是引起或加重慢性咽炎的原因。

由于慢性咽炎的存在，咽部肌肉张力下降，可引起咽腔狭窄、上气道阻力增加、咽部负压增加而导致鼾症，鼾症又可以引起黏膜过度干燥，容易导致慢性咽炎。因此，慢性咽炎会影响睡眠，睡眠不好也会进一步加重慢性咽炎症状。

83. 声带息肉也会影响睡眠，这是怎么回事

声带息肉是指生长在声带表面的光滑、半透明、白色或粉红色、带蒂如水滴状肿物，多为单侧发病，也可双侧发病，临床表现为说话费力、声音嘶哑，轻者声音嘶哑呈间歇性，发声易疲劳，重者声音沙哑。巨大的息肉位于两侧声带之间，可阻塞声门导致完全失声，甚至可导致呼吸困难和喘鸣，尤其晚上睡觉时会更明显，患者可伴有咽痒、咽干、咽异物感、咽痛、咳嗽等症状，严重影响睡眠质量。其发病可能与吸烟、用嗓过度、上呼吸道感染、发声不当、职业暴露、鼻道阻塞、内分泌功能紊乱、咽喉反流等因素有关。教师、售货员、歌唱家等用嗓强度大，是声带息肉的高发人群，而吸烟是声带息肉的独立危险因素，烟雾可明显损害声带上皮和固有层，加上鼻炎、慢性咽喉炎等诱因而增加声带息肉的发生风险。

84. 老伴晚上睡觉打呼噜而且有时憋住不喘气了，会是病吗

老年人打呼噜确实很常见，大多数鼾声轻、节律规整的打呼噜对身体没有什么大的危害，但是如果鼾声很响，并且引起节律改变，比如出现憋住不喘的情况，医学上称为呼吸暂停，一旦暂停时间超过 10 秒，多数都会引起机体缺氧。我们人体的很多器官是需要足量氧气供应的，如果总是缺氧，那么时间长了就会引起高血压、心脏病、脑血管病等疾病，严重者甚至会出现心律失常、心肌梗死，导致夜间睡眠过程中发生猝死。

如果对此类情况有所担心，那么应该去医院检查一下。一般耳鼻喉科和神经内科都有针对睡眠的门诊，睡眠呼吸暂停通过仪器监测（多导睡眠监测）可以分为 3 类：中枢性、阻塞性、混合性。神经内科处理中枢性睡眠呼吸暂停，耳鼻喉科处理外周阻塞引起的阻塞性睡眠呼吸暂停，混合性睡眠呼吸暂停需要两个科室共同治疗。患者可以去这两个科室就诊，医生会针对个人的具体情况，结合检查结果给予专业治疗。

85. 上气道狭窄是如何影响睡眠的，该怎么应对

上气道狭窄最直接的后果就是夜间睡眠氧气量不够，从而影响睡眠质量。上气道狭窄必须到耳鼻喉科进行检查，评估狭窄的平面。一般有三个平面：鼻腔水平的狭窄（见于鼻息肉、鼻炎、鼻中隔偏曲、鼻腔肿瘤、腺样体肥大等）、口咽水平狭窄（见于扁桃体肥大，口咽部肿瘤、软腭低垂等）、喉咽平面狭窄（舌体

老年人睡出健康病不扰

肥厚等）。确认是哪个平面狭窄，同时多导睡眠监测符合阻塞性睡眠呼吸暂停低通气综合征诊断，那么就可以采取外科手段治疗了，比如鼻中隔偏曲矫正术、治疗鼻炎的下鼻甲消融术、腺样体切除术、扁桃体切除术、腭垂腭咽成形术等。舌体肥厚、下颌后缩患者可以佩戴口腔矫正器，不能耐受手术者可以佩戴正压通气呼吸机（与医院监护室用的有创呼吸机不同，这个呼吸机是家庭用便携的单通道呼吸机，体型小、操作简单）。

（张景华　郭冰艳　吕海丽）

（五）心血管科疾病与睡眠

86. 老年高血压患者如何获得健康睡眠

高血压病是老年常见疾病之一，超过一半的老年高血压病患者同时伴有睡眠障碍。因此，关注老年高血压病患者的睡眠问题显得尤为重要，通常需要注意以下几点：

（1）早上起床时间不宜过早：很多老年人有早起锻炼身体的习惯，但是最好不要早于 5：00 起床。清晨 5：00—7：00 是大肠运行的时间，这一时间段内起床适当运动锻炼，有益于提高肠蠕动功能排出粪便。因此，早上起床的最佳时间是 5：00—7：00。晨起时间最好不要早于 5：00，否则会影响身体功能，导致血压难以控制。

（2）起床要慢：老年高血压患者早晨醒来时，不要马上起床，应先保持仰卧姿势，在床上轻轻活动一下四肢和头颈部，使肢体肌肉和血管平滑肌恢复适当的张力，然后再起床，这样可以避免引起头晕。起床时动作要慢，稍活动几下上肢后，先慢慢地坐起来，然后穿完衣服，再慢慢地下床，整个过程大概 10 分钟，这样血压就不会有太大的波动。夜间醒来，也不要急于起床，应先在床上仰卧，缓缓起身，防止过急导致血压波动而晕倒。

（3）起床后喝一杯温水，做伸展运动：经过一晚上的睡眠，老年人由于体表汗液蒸发较多，血液会比较黏稠。早上起床以后可以喝上一杯温水，为缺水的身体补充水分，改善血液黏稠的情况，让血液流通速度加快。伸伸懒腰可以缓解僵硬的肌肉，促进血液循环，促使整个身体清醒过来，并且有利于血压维持在正常水平。

（4）中午小睡：活动了一上午，在吃过午饭后，应小睡一会儿，一般以半小时至1小时为宜。无条件平卧入睡时，可仰坐在沙发上闭目养神，使全身放松，以利于控制血压。

（5）晚餐宜少：老年人一般晚餐应清淡，食量也不宜大。晚餐宜吃易消化食物，并配些汤类，不要怕夜间多尿而不敢饮水。饮水量不足可使夜间血液黏稠，促使血栓形成。

（6）娱乐有节：睡前娱乐活动要有节制，这是高血压病患者必须注意的一点。坚持以娱乐健身为目的，不可计较输赢或过于认真激动，否则会导致血压升高。看电视也应控制好时间，不宜长时间坐在电视屏幕前，也不要看内容过于刺激的节目，否则会影响睡眠。

（7）睡前泡脚：按时就寝，养成上床前用温水泡脚的习惯，然后按摩双足心，促进血液循环，有利于解除一天的疲劳。尽量少用或不用镇静催眠药，力争自然入睡，不养成依赖催眠药的习惯。

87. 老年冠心病患者如何获得健康睡眠

老年冠心病患者在日常生活中要讲究科学睡眠。冠心病患者要采用头高脚低右侧卧位。采用右侧卧位睡眠时，全身的肌肉放松，呼吸通畅，心脏不容易受压，能够保证全身在睡眠状态下所需要的氧气供给，有利于大脑得到充分的休息，减少疾病的发生。睡眠的时候头高脚低，减少了回心血量，减轻了心脏负荷，有利于心脏的休息。

冠心病病情严重已经出现心力衰竭者，应该采用半卧位减少呼吸困难，避免左侧卧位或者是俯卧位。清晨是冠心病患者心绞痛、心肌梗死的多发时段，最危险的时刻是刚醒来时。因此，冠心病患者早晨醒后不要仓促穿衣，而是仰卧 5~10 分钟，进行心前区和头部的按摩，做深呼吸，活动四肢，慢慢地坐起，再慢慢地下床穿衣，这样可以减轻发生危险的因素。

冠心病患者中午也要睡一觉，30 分钟的睡眠可以减少患者心绞痛发病风险。

88. 老年心律失常患者如何获得健康睡眠

心律失常是指心脏跳动的节律紊乱。一般这种问题在发现后及时采取措施能得到控制，但有一些患者在确诊后，因为过度紧张焦虑而影响睡眠，不仅睡眠质量变差，还因为盲目采取措施导致病情加重，因此，心律失常患者要保证自己有足够的睡眠，在发现睡眠质量差时及时采取措施最为关键。应注意以下几点：保持右侧卧睡姿；应急药物要放在床边；睡前避免情绪过于激动；避免饮用刺激性饮料；睡前梳头。

另外，可以睡前做小运动，例如在床上抬抬腿，并且将两手伸直夹在耳朵旁边，手掌和手肘贴在床上，这些小运动不仅能消耗能量，还能避免心动过速，导致心律失常发生。

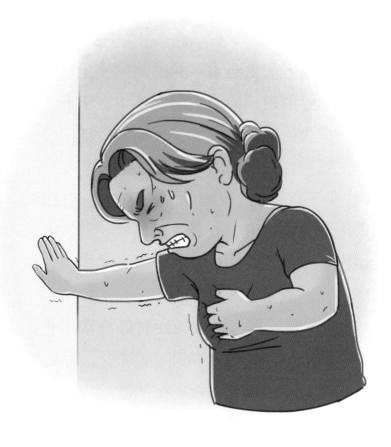

89. 老年心力衰竭患者如何获得健康睡眠

建议心力衰竭（简称"心衰"）的患者睡眠时采用高枕卧位或者是半卧位，严重者采取坐位。因为心衰患者下腔静脉回心血量较多，如果采取平卧位，下腔静脉回心血量会加快、增多，这时患者的循环负荷进一步加重，容易导致心衰急性发作、心衰加重。因此，建议心衰患者采取高枕卧位睡眠，高枕卧位可以减慢下肢静脉回心血量和速度。对于严重的患者，可以采取半卧位，甚至坐位。最为严重的患者应采取坐位，并将双下肢下垂，这样可以减少静脉回流心脏的血量和速度，以减轻心衰。

近几年，随着人们生活水平的提高以及生活环境、生活方式的改变，高脂血症的发病率一直居高不下。因此，如何预防和治疗高脂血症，成为人们很关心的一个问题。高脂血症患者怎样才能有一个好的睡眠，在睡前应该注意哪些问题呢？

（1）枕头不宜过高：因为血脂过高时，血液流速比正常流速慢，睡着时流速会更慢，如果再睡高枕，那么血液流向头部的速度就会减慢，流量也会减少，就容易发生缺血性脑卒中（脑梗死），血脂过高的人要特别注意。

（2）睡前不宜吃得过饱：饭后胃肠蠕动增强，血液流向胃肠部。此时，流向头部、心脏的血液减少。对高脂血症患者来讲，这也会增大诱发脑梗死、冠心病的危险。

（3）不宜加盖厚重棉被：血脂高的老年人盖厚重棉被，不仅不利于呼吸，而且会阻碍全身血液循环，容易导致脑血流障碍和缺氧。

（4）睡前不宜服用大量镇静催眠药及降压药：这些药物均在不同程度上减慢睡眠时的血液流速，并使血液黏度相对增加。高脂血症患者原本血液黏度就高，血液流速相对较慢容易诱发脑卒中。高血压患者夜间血压会较白天低，所以也不宜睡前服药。

（5）不要熬夜：血脂过高的人熬夜会打乱生物钟，睡眠紊乱随之血脂代谢紊乱，产生不良影响。

（6）不要贪睡：贪睡容易导致发胖，脂代谢紊乱。游离脂肪酸的利用减少，增加脂肪酸积累，使血脂水平升高。

（7）生活起居要有规律：除合理安排睡眠外，适当参加体育锻炼和文娱活动；合理饮食，少吃或不吃高脂肪食品；保持良好心态，避免精神紧张、情绪过分激动；不熬夜等。保证脂代谢不受影响，对高脂血症患者降血脂均有很重要的作用。

（王健）

（六）消化科疾病与睡眠

91. 便秘会影响睡眠吗

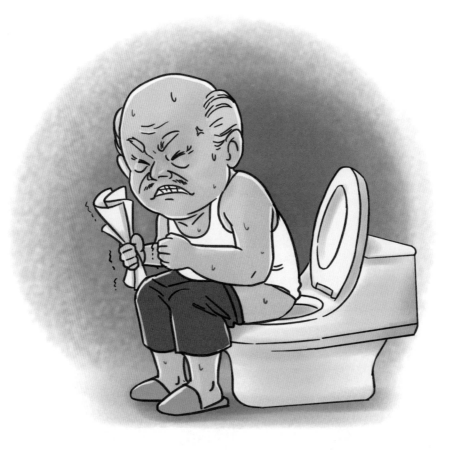

　　我们知道，排便反射是受人脑中枢神经控制的。部分老年人的便秘常和失眠、心理障碍、情绪、精神活动有密切关系。在精神处于焦虑、紧张或在失眠状态下，中枢神经系统功能紊乱，抑制了自然排便反射，就可引起严重的便秘。部分老年人由于便秘引起的腹胀、腹痛、嗳气会出现失眠、精神紧张、焦虑情绪，反过来又会加重便秘。有些老年人过分关注排便次数，偶尔未按规律排便即会发生精神急躁、焦虑和失眠等。

便秘指排便次数减少、粪便干硬和/或排便困难。排便次数减少指每周排便少于 3 次。排便次数和习惯因人而异。多数人排便有比较固定的时间和规律，一般每日 1 次，早饭前或饭后排便。少部分人 3~5 日排便 1 次，同时不感到排便困难，排便后也没有不舒服的感觉，也是正常的。60 岁以上老年人，慢性便秘发病率高达 15%~20%。便秘的症状主要表现为腹胀，腹部下坠感，甚至出现腹痛，可在腹部摸到比较硬的粪块，有时伴有肠鸣，或伴有肛门直肠部位的疼痛，嗳气（俗称"打嗝"），食欲下降，口中有异味。便秘可导致部分患者出现失眠、烦躁、多梦、抑郁、焦虑等情绪改变，也有部分患者是由于失眠、焦虑或药物引起的便秘。因此，改善便秘症状可以改善部分患者的失眠和焦虑情况。反之，部分患者失眠和焦虑的改善可以明显改善便秘症状。

努力改变自己的心情，用积极的态度应对生活中的一切，改善失眠状态。同时，做一些自己喜欢的事情，转移焦虑不适的情绪。坚持适度的运动，增强体质，精力充沛也会改变不好的心情。应改变不良的生活习惯并持之以恒。当然，最重要的是与医生多沟通，积极治疗，解决便秘问题，便秘症状明显减轻会使心情变得愉悦。极少数严重焦虑、抑郁和严重睡眠障碍的患者，应该去看心理医生，进行抗焦虑、抗抑郁治疗。

92. 睡眠中被惊醒可能是胃食管反流引起的吗

胃食管反流十分常见，在老年人群中更为多见。部分有"反流"的患者在睡眠中反复出现咳嗽，可咳出少量黏痰或食物残渣，从而严重影响睡眠；也有部分患者在睡梦中突然感到有辛辣的胃内容物上涌至胸部和口腔中，导致从睡梦中惊醒。"反流"指患者感觉反酸、烧心，甚至胃内的食物向上反流到咽部或口腔。正常情况下，胃内的食物和胃分泌的胃酸是向下推进到小肠的，不会向上反流到食管中。因为胃和食管连接部（贲门）在正常情况下是收紧的，所以胃酸和食物不会向上反流到食管。老年人器官功能下降，贲门也比较松弛，所以容易"反流"，这就是老年人"反流"多的原因。

胃食管反流会导致患者夜间睡眠时出现咳嗽和咳痰，严重影响睡眠。同时出现的反酸、烧心症状也会对患者的生活产生较大影响，严重者可导致不同程度的食管炎，甚至食管溃疡、食管狭窄等，表现为吞咽困难、胸痛等。夜间的胸痛常被误诊为心绞痛。

一些药物，吸烟，饮酒，喝咖啡、浓茶、碳酸饮料，进食油腻食物、甜食等都会引起或加重反流。另外，肥胖、进食过饱、睡前进食等都可能引起反流。

因此，减肥，戒烟、限酒，不喝浓茶、咖啡和碳酸饮料，饮食清淡，少吃甜食和油腻食物，饮食勿过饱，睡前不进食均有助于改善胃食管反流，严重者床头抬高 20cm 也有效。比较有效的药物是抑制胃酸分泌的药物，如奥美拉唑、泮托拉唑、雷贝拉唑、艾司奥美拉唑等质子泵抑制剂。只有改善了胃食管反流症状，夜间睡眠才能更安稳。

93. 消化不良也会影响睡眠吗

消化不良多出现在餐后，夜间消化不良症状也可影响患者的睡眠。医学上消化不良的概念可能和大家所理解的有较大出入。医学上消化不良是指一组上腹部持续存在或反复发生的症状，包括上腹部疼痛或烧灼感、上腹胀闷、早饱或餐后饱胀、食欲缺乏、嗳气、恶心或呕吐等症状。有些症状是由慢性胃炎、慢性胆囊炎、慢性胰腺炎等疾病所致，也有部分患者胃镜、肝胆胰超声和 CT、实验室检查均无明显异常。前者经检查有明显异常称为器质性消化不良，后者称为功能性消化不良。夜间存在的上腹胀闷、上腹部疼痛可影响患者睡眠，表现为入睡困难或在睡眠中醒来。久而久之，可出现明显的精神心理障碍，表现为焦虑或抑郁状态。对于器质性消化不良，应该尽快诊断，对因治疗，改善症状，睡眠会随之改善。对于功能性消化不良，尤其是伴有严重睡眠障碍和存在焦虑抑郁状态者，应进行行为疗法、认知疗法和心理干预，给予患者必要而充分的心理支撑，在此基础上，给予改善睡眠、抗焦虑和抗抑郁的药物治疗，但应注意这些药物的副作用。消化不良症状缓解和睡眠改善，可明显提高患者的生活质量。

94. 十二指肠溃疡的夜间疼痛引起的睡眠障碍

消化性溃疡包括胃溃疡和十二指肠溃疡。多数消化性溃疡的疼痛是有一定的节律性的，胃溃疡的腹痛多发生于餐后 0.5~1 小时，至餐前空腹时缓解；而十二指肠溃疡的腹痛多在餐前空腹时和夜间胃排空的情况下出现，以后半夜或清晨疼痛较多，患者在进食少量食物或饮水后可减轻或完全缓解。很多患者常在睡眠中被痛醒，起来吃药后症状多会缓解，有时是药物的治疗作用，有时是服药饮水而缓解的疼痛。早餐前可能再度出现腹痛，早晨进餐后减轻。近年来，由于抗酸药和抑酸药等的广泛使用，疼痛的节律性症状不典型的患者日益增多。由于中老年人因骨关节病服用布洛芬缓释胶囊等镇痛药物的比较多，或因有心脑血管疾病而广泛应用阿司匹林等，这些药物引起的消化性溃疡越来越多见，严重消化性溃疡会引起上消化道出血而危及生命，不应掉以轻心。不典型的消化性溃疡出现的上腹饱胀、恶心、食欲缺乏等症状，也会对患者的睡眠产生一定影响，甚至引起睡眠障碍和焦虑、抑郁状态。所以，存在夜间上腹部疼痛、影响睡眠的患者应及时就诊，目前确诊后的治疗效果都比较好。

95. 肝硬化患者如果出现睡眠障碍，是肝性脑病吗

肝硬化是各种慢性肝病的严重阶段，主要表现是食欲缺乏、乏力，甚至脾大、腹水，可以出现各种并发症，包括感染、消化道出血等。其中，比较常见的就是肝性脑病，肝性脑病是肝硬化患者比较严重的并发症之一，可导致昏迷，甚至导致患者的死亡。早期诊断和处理可以及时纠正肝性脑病，延缓病情的进展。目前的医学手段对确诊肝硬化比较容易，尤其是对伴有腹水的比较严重的肝硬化的诊断并不难。但是，肝性脑病的早期表现容易被患者家属忽略，如轻微认知障碍，不能清晰地说出所处的时间和地点，注意力减弱，睡眠障碍，表现为失眠、睡眠倒错，昼睡夜醒，欣快或抑郁等，尤以睡眠障碍最为常见。如果因失眠、昼睡夜醒或兴奋状态，不了解情况而服用了地西泮等治疗失眠的药

物，可能会诱发患者的昏迷，加重病情。所以，对于有比较严重的肝硬化的患者出现的睡眠障碍表现，要小心肝性脑病，及早发现患者注意力、记忆力、定向力等的减退，可以使早期的肝性脑病得到及时诊断，避免贻误病情。

（付万发）

（七）泌尿科疾病与睡眠

96. 睡眠障碍与前列腺增生

前列腺增生是泌尿外科临床很常见的疾病，也是中老年男性最常见的疾病，年龄越大，出现前列腺增生的可能性也就越大，可引起排尿异常等相关疾病。前列腺体积增大一般会刺激下尿路，主要的表现是尿路刺激症状和排尿梗阻症状。患者会出现尿频、尿急、尿后滴沥不尽、夜尿次数增多等下尿路症状，如果增生的腺体挤压尿道，比较严重的就会出现排尿困难、肉眼血尿，甚至不能自行排尿，出现尿潴留。

人到老年，睡眠结构发生变化，睡眠质量有所下降，表现为睡眠时间缩短，深睡眠减少，浅睡眠增加，浅睡眠阶段容易受到各种因素的干扰，睡眠过程中容易觉醒、睡不着，更容易发生各种类型的睡眠障碍。前列腺增生患者频繁地起夜上厕所，严重影响患者的睡眠质量。此外，患者因对自身疾病的担心而存在入睡困难、睡眠质量下降，并出现睡眠障碍。老年前列腺增生患者失眠的发生还和持续的心理因素有很大关系，患者为控制自己的睡眠，夜间紧张度往往会增加。面对长时间的觉醒和夜间环境，多数患者出现夜间焦虑，对与睡眠相关的时间和环境形成条件反射，最终形成心理生理性失眠。所以，前列腺增生重症患者应积极进行药物或泌尿外科治疗，控制下尿路刺激与梗阻症状，切实提高睡眠质量。

97. 睡眠障碍与慢性前列腺炎

　　慢性前列腺炎是成年男性的常见疾病，且50岁以下成年男性患病率较高，是由前列腺受到致病菌感染和/或某些非感染因素刺激所引发，引起骨盆区域疼痛或不适、排尿异常、性功能障碍等临床表现的慢性炎症。前列腺炎患者的排尿次数会明显增加，排尿的时候还会出现疼痛感，使得排尿成为一个痛苦的过程，虽然这些不能让患者达到痛不欲生的程度，但常常让患者坐立不安。而且，许多前列腺炎患者还必须面对夜尿的折磨，就是晚上入睡以后由于尿急而不得不起床去排尿，睡眠质量大幅下降，长此以往势必会影响患者的身心健康。慢性前列腺炎不及时治疗会引起其他的一些疾病，比如早泄、勃起功能障碍等性功能障碍，影响生活质量，而且这时治疗难度也会增大，给患者造成沉重的心理生理负担，伤害无疑也是非常大的。慢性前列腺炎病程较长、容易复发，应采取综合治疗，主要目的是缓解疼痛、改善排尿症状和提高生活质量。

98. 睡眠障碍与前列腺癌

　　前列腺癌是男性泌尿生殖系统中常见的恶性肿瘤，属于进展速度比较缓慢的一种癌症，病理类型上绝大多数是腺癌。发病率大概在55岁以后逐渐升高，并且随着年龄的增长而增长，患病年龄高峰在70~80岁。前列腺癌在早期时无明显的症状，但随着肿瘤逐渐生长，患者可产生下尿路梗阻症状，例如尿频、尿急、排尿困难、尿流缓慢，严重时发生尿后滴沥及尿潴留等。当病情进一步进展，出现骨转移时，还有可能会引起脊髓压迫、骨痛、病理性骨折等症状，严重影响患者的生活质量。

有研究报告指出，前列腺癌患者普遍有睡眠障碍问题。出现睡眠障碍主要受生理、心理两方面的因素影响。生理上的问题，如因疾病带来的尿路刺激及梗阻症状、疼痛感影响晚上入睡；心理上的问题，如对肿瘤预后的恐惧，令患者产生焦虑、抑郁等不良情绪。除此之外，随着病情的发展，前列腺癌患者的睡眠质量会变得越来越差。晚期前列腺癌患者的前列腺癌病灶容易侵犯膀胱等组织，容易产生尿频、尿急、血尿、排尿困难等症状，夜间上厕所的次数会大幅增加；疼痛尤其是骨转移带来的剧烈疼痛，也会严重影响患者的夜间睡眠质量。晚期前列腺癌的最大雄激素阻断治疗会造成患者疲劳乏力、乳房增生等，令患者因为自我形象而产生焦虑、抑郁等不良情绪。

针对前列腺癌睡眠障碍的治疗，一般有两种用药方式。一种是对因治疗，如上面提到的尿频、尿急现象引起的夜尿问题，可以适当采用相应的 α 受体拮抗剂。另一种是使用镇静催眠药，但是绝大多数镇静催眠药都有成瘾性，不宜长期使用。其他治疗方式有认知行为治疗、音乐疗法等。

99. 睡眠障碍与膀胱过度活动症

膀胱过度活动症是一种以尿急症状为特征的综合征，常伴有尿频和夜尿症状，可伴或不伴急迫性尿失禁，没有尿路感染或其他明确的病理改变，其并发症主要为睡眠障碍、焦虑和抑郁。主要病因是各种原因导致的逼尿肌异常收缩，好发于肥胖人群、生活压力大人群、老年人群。膀胱过度活动症患病率很高，而且发病率随年龄增长而增加，性别之间无明显差异，发病地区无明显差异，我国 18 岁以上人群总体患病率为 5.9%。

膀胱过度活动症不是什么大病，但会影响患者的生活质量，常常令患者陷入尴尬的境地，如频繁上厕所，被迫减少饮水，畏惧社交活动和担心漏尿、尿失禁，以及回避性生活等，憋尿、漏尿等情况导致尿失禁越来越严重，还会导致反复发作的尿路感染。其他并发症也会引起诸多身体上的不适，很多患者生活在压力之中，严重地影响了患者的工作和生活，给患者带来焦虑、尴尬和沮丧等不良情绪，引起一系列的心理反应，导致患者出现烦躁、无法冷静、难过等心理状态，容易产生孤独感，甚至出现抑郁症，夜间难以入睡。经常性的尿频、尿急、夜尿以及尿失禁，会导致睡眠质量不好，引发睡眠障碍。

膀胱过度活动症的发生和疾病的诱因有很大关系，少部分患者经过住院治疗短期可不再出现病症，大部分患者需要进行长期间歇性治疗。治疗主要是消除诱因，对症治疗，根据患者的病情决定治疗方式，其疗效不一，大部分患者需要进行长期随访治疗。

100. 睡眠障碍与夜尿症

夜尿症是指夜间不得不醒来排尿的症状，不包括入睡前最后一次和晨起后第一次排尿。流行病学调查把每晚夜尿≥2 次定义为夜尿多，一般来讲，夜尿次数 2 次及以上的就属于夜尿多。引起夜尿增多的原因有很多，生理性的如睡前喝水过多、饮酒或喝茶及刺激性饮料，这是一种正常的生理现象。病理性的原因比较复杂，常见的有前列腺疾病、肾脏疾病、膀胱疾病以及合并其他疾病，如糖尿病等。

　　老年夜尿形成的原因较为多样，常见于：①排尿规律改变，夜间多尿：患者白天排尿的总量不变，但夜间尿量超过了全天尿量的1/3，这是常见的老年夜尿症发病原因。②全天的总尿量增加，导致多尿症。③前列腺增生：多见于老年人，因前列腺增生、肥大，导致入睡后少量尿液刺激前列腺部的尿道黏膜，从而出现尿频，导致夜尿症，甚至会出现排不尽等症状。④慢性肾炎：因炎症影响肾脏重吸收功能，出现原尿产生正常，但重吸收尿量较少的情况，进而使尿液增加，出现夜尿症。⑤慢性膀胱炎：如果患有慢性膀胱炎，在夜间可能有少量尿液刺激膀胱炎症部位，引发膀胱颈产生较明显的排尿反射，出现膀胱过度活动，导致夜尿症。⑥紧张、焦虑等精神因素也会引起夜尿症。

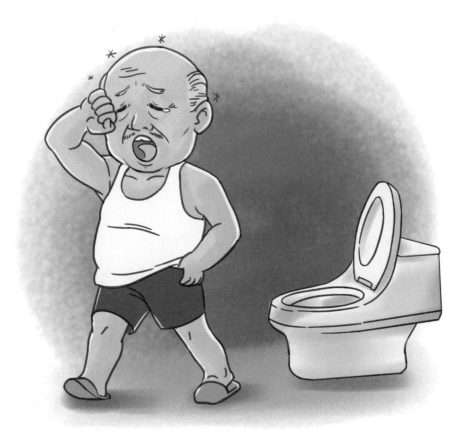

　　　　　　　　　　　　　老年人睡出健康病不扰

夜尿症引起患者睡眠障碍的主要原因是频繁排尿导致睡眠中断，部分伴随炎症反应的患者还会有尿痛、尿急、下腹部及尿道不适等症状，导致入睡困难。罹患夜尿症的老年人要注意以下几点：①睡前少喝水，避免饮酒，喝浓茶、咖啡等刺激性饮料，睡前应少吃有利尿作用的水果，如西瓜等。②患者要及时治疗前列腺增生、肾炎、膀胱炎等原发疾病，在医生指导下对症服用缓解尿频症状的药物。③适度运动，运动可以帮助睡眠。此外，要注意夜间保暖，增加皮肤血供，减少夜尿的产生。④应尽可能消除精神焦虑，可以在医生指导下服用催眠药物。夜尿症患者要及早采取合适的治疗措施，尿频症状缓解之后，睡眠障碍也会随之改善。

101. 熬夜会不会引起肾病

现在是一个全民手机的时代，各种软件让人们欲罢不能，很多老年人也爱上了手机。老年人本来睡眠时间就短，夜间睡不着了看会儿手机，越看越精神。经常有些老年人夜里一两点钟还在刷手机，真正的睡眠时间也就 3~4 小时。长期的睡眠不足、睡眠周期不规律即为熬夜。

熬夜的危害很大，长期熬夜会对肾脏造成不良的影响：①熬夜时人们经常会吃一些高盐高热量的不健康食品，盐和蛋白质摄入增多会导致肾脏负担加重，长期高盐高蛋白饮食容易诱发肾脏疾病，出现蛋白尿；②熬夜时生物钟不规律会引起内分泌紊乱，容易使血压升高，而高血压是慢性肾脏病明确的独立危险因素，长期高血压会导致高血压肾病，最终有可能进展成慢性肾衰竭；

③熬夜的人群容易出现免疫系统功能紊乱，造成人体免疫力下降，诱发各种感染，而很多肾脏疾病的发生和免疫系统功能紊乱、感染有一定的关系，比如肾小球肾炎。

肾病患者熬夜会加重肾脏疾病进展，但并不是说熬夜一定会导致肾脏疾病。日常生活中想要肾脏健康，一定要避免熬夜，健康饮食，保持良好的生活习惯。

102. 尿频烦心又烦肾，早期关注好处多

患者："医生，我最近一直尿频，特别是晚上，1~2小时就起夜一次，天天睡不好，是不是我的肾脏出问题了？"

医生："您的尿量有什么变化吗？排尿时有尿痛、尿急的情况吗？"

患者："没有，我感觉虽然尿频，但每天的尿量差不多，大概1500ml吧，排尿时也没有什么不适。"

医生："正常人每天排尿4~8次，夜尿0~1次，如果一天排尿次数明显增多就是尿频。成人24小时尿量为1500~2500ml，超过4000ml考虑尿崩症，所以您目前可以诊断尿频。"

人类在衰老过程中，各器官功能均逐渐减退，尤以肾脏最为突出。研究显示，30岁后肾脏滤过功能开始下降，50岁后下降速度加快。一般情况下，肾脏能够维持老年人正常的生理活动，但当处于某种应激或疾病状态下时，老年人肾脏负荷加重，会引起肾脏疾病。尿频，特别是夜间尿频，是肾脏功能生理性减退的信号。引起尿频的原因还有很多，包括：
①生理性因素：睡前大量饮水、饮酒、喝浓茶或咖啡，服用

利尿药等；②精神性因素：精神压力大、睡眠障碍；③病理性因素：尿路感染、尿路结石、膀胱异物、神经源性膀胱、前列腺增生等。

对于老年人来说，夜尿超过 2 次，夜尿的量超过一天尿量的 1/4，应该引起重视，因为很多慢性肾脏病临床表现不典型，很大一部分是通过常规体检才发现的。所以，有症状时一定要检查一下肾功能、尿常规和泌尿系统超声，通过这三项检查就能做一个初步的诊断，如果有问题再进行进一步检查。

103. 腰疼睡不好觉是肾脏出问题了吗

患者："医生您好！我最近一直腰疼，晚上翻来覆去地睡不着，白天就好多了，是不是得了肾病呀？"

医生："疼得厉害吗？是腰两侧疼还是中间疼呢？"

患者："疼得挺厉害的，特别是腰中间位置，感觉和躺着的姿势有关系。"

医生："腰疼不一定是肾脏病。腰疼是临床上比较常见的表现，常见于以下疾病：腰肌、腰椎疾病，如腰肌筋膜炎、腰椎间盘突出等；腰部带状疱疹；部分妇科疾病；肾脏疾病，如尿路结石、尿路感染、肾炎等。如果腰痛伴有发热、寒战、尿频、尿急、尿痛，查体有肾区叩击痛，考虑急性肾盂肾炎，也就是上尿路感染；如果腰痛伴血尿、蛋白尿、水肿、高血压等情况，也应考虑肾脏疾病。"

所以，腰痛首先需要看疼痛的位置。肾脏位于腰椎两侧，肋脊角的位置。如果主要为腰部中间疼痛，那么就要首先考虑腰肌或腰椎的问题，疼痛主要位于腰两侧，则考虑肾脏疾病。其次，需要看疼痛的性质。肾病患者一般会有腰部不适感和隐痛、胀痛，性质不剧烈，与体位无关，腰肌或腰椎疾病患者为持续性、较剧烈的疼痛，可与体位相关。最后，需要看疼痛的持续时间。如阵发性绞痛考虑肾结石可能性大，应结合泌尿系超声或 CT 检查进一步诊断。

因此，不能因为腰疼就武断地认为是肾脏出问题，应该结合症状、体征和检查做出正确的判断，避免漏诊和误诊。

104. 晚上痒得睡不着，一定要把肾来查

引起皮肤瘙痒的原因很多，最常见的为过敏、蚊虫叮咬和皮肤干燥。对于只有皮肤瘙痒、没有原发皮肤损伤的情况，称为瘙痒症，瘙痒症常见的原因就是皮肤干燥。特别是随着年龄的增加，皮肤老化，皮脂腺分泌的皮脂减少，皮肤干燥尤为明显。老年人皮肤瘙痒很痛苦，即使经过积极保湿，补充皮肤水分，仍不能显著缓解，只有经过用力搔抓皮肤来改善症状。但皮肤经过搔抓会出现损伤，久而久之会产生皮肤发红、脱屑、裂口、结痂，并随着面积的不断扩大而导致吃不好睡不好，严重影响了睡眠和生活，患者甚至会出现焦虑不安的情况。

其实，引起瘙痒症的原因还有很多。皮肤瘙痒并不一定是单纯的皮肤疾病，很多疾病均会导致皮肤瘙痒，比如糖尿病、甲状腺疾病、肝脏疾病、肾脏疾病等。慢性肾脏病终末期，即尿毒症时，肾脏排泄功能显著低下，体内毒素排出显著减少，钙磷代谢紊乱，血磷明显升高，最终会导致皮肤瘙痒。肾病导致的皮肤瘙

老年人睡出健康病不扰

痒通过补水保湿治疗无效，只有通过积极治疗肾脏原发疾病和并发症才能改善皮肤瘙痒的情况。

因此，皮肤瘙痒辗转难眠的患者，特别是老年人，不能单纯考虑是皮肤疾病，一定要注意检查肾功能，避免漏诊。

（晋连超　刘翠萍）

（八）骨科疾病与睡眠

105. 患颈肩部疼痛的老年人如何改善睡眠

颈肩痛是老年人群中的常见问题，是多种疾病的总称。最常见的是颈椎病、肩周炎、肩袖损伤、肩峰下撞击综合征、肌筋膜炎等。主要症状为颈肩部疼痛、不适，有的伴有头晕、头痛、耳鸣、恶心、呕吐、心慌、心悸、上肢麻木、肩背部疼痛发沉、活动受限等。颈肩部疼痛会影响睡眠质量，甚至造成失眠；而不良的睡眠习惯又可以引起或加重颈肩痛。那么患颈肩部疼痛的老年人如何改善睡眠呢？首先，要有舒适的床板和床垫，既不要太软，也不能太硬。其次，要选择高低、软硬适中的枕头。枕头最好垫在颈后部，高 10cm 左右为佳。另外，要注意保暖，尤其是肩部，不能漏风，必要时可以放置温热水袋，但要防止烫伤。

106. 常有腰腿痛的老年人如何保证睡眠质量

腰腿痛也是多数老年人的常见问题之一。常见于腰椎间盘突出症、腰椎管狭窄症、腰肌筋膜炎、腰椎滑脱、骨质增生、脊柱侧弯、腰背部肌筋膜炎、膝关节骨性关节炎等。主要症状为腰背部疼痛或伴有臀部、腿部疼痛不适、活动受限、行走困难，严重者影响睡眠，甚至加重全身原有的基础疾病。除了到正规医院进行正规检查、诊断、治疗外，养成良好的睡眠习惯也很重要。如患有腰椎间盘突出症，一般要求卧硬板床，垫厚度为 10cm 左右的床垫，软硬适中，仰卧、侧卧甚至俯卧均可，以自己舒服为准。急性期一般卧床1~2周，症状减轻后尽可能下地活动，加强腰背肌锻炼。如果是脊柱周围软组织问题，如腰肌筋膜炎、腰背部肌筋膜炎，则不宜长时间卧床，应动静结合，同时注意腰背部热敷、按摩和拉伸锻炼。对于膝骨关节炎疼痛，睡眠时注意保暖，可以戴护膝或温热装置。

107. 胸腰椎骨折老年人睡眠有哪些注意事项

大多数老年人伴有骨质疏松。如在行走过程中不小心跌倒、乘车颠簸时，甚至剧烈咳嗽时出现腰背部疼痛，应到医院检查，可能是胸椎或腰椎压缩性骨折，又称为骨质疏松性骨折。这样的老年人卧床和睡眠需要注意以下事项：

建议卧硬板床，床垫10cm左右，软硬适中，最好仰卧位，骨折椎体背后再垫厚度为10cm的圆枕。为什么最好垫圆枕呢？因为绝大部分胸腰椎骨折都是椎体前缘压缩，呈现前低后高的楔形改变，为了恢复压缩椎体的形态，最理想的保守治疗就是在腰背部垫圆枕。

卧床姿势不拘泥于长时间仰卧，可以仰卧，也可以侧卧，甚至可以俯卧。侧卧时一样要垫圆枕，以防止病椎侧方压缩变形。俯卧时腹部不要垫圆枕，最好双肘撑住床垫，肩颈头部抬高。三种姿势自由切换，切忌一种姿势睡到底，否则会形成压疮，后果严重。

卧床期间，可以活动四肢，避免深静脉血栓、肌肉萎缩、关节僵硬等并发症。

最好定制一个腰围，下床大小便时一定要穿戴好。行走时保持挺直腰杆，不要含胸驼背。

卧床时间一般4~6周。注意定期复查。

108. 上肢骨折的老年人睡眠有哪些注意事项

老年人常见的上肢骨折主要是位于手腕部的桡骨远端骨折、位于肩部的肱骨近端骨折，以及位于肘部的肱骨髁上骨折。不管是哪种类型骨折，都会引起相应部位的疼痛、肿胀、活动受限，甚至影响睡眠。

上肢骨折的老年人睡眠时要注意：

（1）垫枕头抬高患肢，高过心脏，以利于患肢消肿。

（2）石膏不要压迫躯体，要用软枕隔开，以免压伤腹部、躯干部皮肤。

（3）选择合适的卧姿，不要压迫患肢。

（4）上肢骨折不主张长期卧床，能活动的尽量下地活动。

（5）不主张长时间健侧卧位，以免形成肺炎、肺不张。

（6）因疼痛难以入睡时，可以临时口服镇痛药、镇静催眠药，但不建议长期服用。

109. 下肢骨折的老年人睡眠有哪些注意事项

老年人最常见的下肢骨折是髋部骨折，包括股骨粗隆间骨折和股骨颈骨折，也可发生踝关节骨折。下肢骨折治疗方法包括手术治疗和非手术治疗两个方面。一旦出现下肢骨折，就会出现行走困难甚至不能行走，要么拄拐、坐轮椅，要么干脆卧床。手术治疗能减少卧床时间，非手术治疗则可能需要较长时间卧床。长时间卧床会带来较多并发症，如坠积性肺炎、下肢深静脉血栓、压疮、尿路感染等，严重者可能因为并发症致命。因此，正确卧床很重要。

长期卧床者最好睡气垫床，以避免腰骶部、胯部、足踝部等骨凸部位形成压疮。另外注意，2小时内必须翻身至少一次。手术治疗后的老年人，早期卧床也是同样。

卧床时尽量抬高患肢，下肢垫厚枕或专用垫枕，让患肢高过心脏。抬高患肢有利于消肿和静脉回流，减少深静脉血栓发生概率。适当做股四头肌、小腿三头肌等处的肌肉收缩舒张锻炼。经常翻身拍背，常做深呼吸，保持呼吸道通畅，减少肺炎发生。长期卧床应清淡饮食，多食含膳食纤维丰富的食物，多喝水，口服止痛、抗凝、抗骨质疏松、促骨折愈合药物，以及其他治疗慢性疾病的药物，定期复查。

身体条件较好，术后恢复理想的，建议早期下地行走，在医生指导下进行功能锻炼。

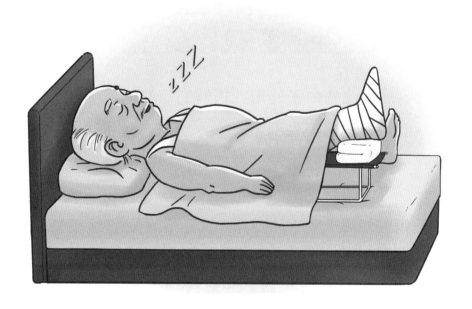

110. 睡眠与麻醉是一回事吗

全身麻醉和自然睡眠均是一种可以抑制大脑意识状态的过程，但是它们仍存在生理上的差异。全麻状态不会像睡眠一样自发产生，麻醉药经呼吸道吸入、静脉或肌内注射进入体内，产生中枢神经系统的暂时抑制，表现为神志消失、全身痛觉丧失、遗忘、反射抑制，这种抑制是完全可逆的，当药物被代谢或从体内排出后，患者的神志及各种反射逐渐恢复，外部刺激不能逆转全麻状态。睡眠是身体内部的需要，是受自身稳态和生理节律调节的，并且受环境因素影响；睡眠也是一种主动过程，表现为感觉活动和运动性活动暂时停止，给予适当刺激就能立即觉醒的状态。

随着人们对脑电活动的认识，需要通过脑电图来判断麻醉和睡眠。麻醉状态（麻醉深度）是根据对疼痛刺激的反应来确定的，而确定睡眠状态的最佳途径是脑电图有特征性改变。

111. 慢性疼痛与睡眠障碍

短暂的疼痛，比如由于外伤或短暂的医疗问题引起的疼痛，会对身体机能和警觉性产生不利影响，从而导致身体、情感和行为上的并发症。慢性疼痛是发病缓慢或由急性疼痛转化而来的，持续时间长，可呈间断发作的疼痛。大量临床实践证明，慢性疼痛会影响睡眠，导致长时间的睡眠不足和睡眠质量下降，且两者之间倾向于双向作用，即慢性疼痛导致睡眠质量的下降，而睡眠质量的下降又将导致患者的疼痛敏感性及疼痛的发生率和

老年人睡出健康病不扰

程度增加。

由于疼痛和睡眠障碍之间存在双向关系，因此建议评估慢性疼痛患者是否存在未确诊的睡眠障碍。评估睡眠常用的问卷有睡商调查问卷、匹兹堡睡眠质量指数、艾普沃斯嗜睡量表等。客观指标包括多导睡眠图、多次睡眠潜伏时间试验和清醒维持测验。此外，抑郁和焦虑的筛查测试也是必要的。

目前，关于慢性疼痛患者睡眠障碍最佳治疗方法的研究很少，也缺乏解决这一问题的正式指南。然而，一些医生建议为特定患者量身定制睡眠护理方案，针对那些因慢性疼痛导致睡眠障碍的患者，要进行个体化管理。一些医生甚至认为慢性疼痛是包括疼痛、睡眠障碍和抑郁在内的三联征，管理疼痛相关的睡眠障碍并不仅基于疼痛治疗，与仅针对疼痛的干预相比，直接针对睡眠障碍的干预措施具有更好的效果。对于疼痛相关的睡眠障碍，有许多不同的治疗方法，包括认知行为疗法、药物治疗，以及为有需要的患者提供睡眠呼吸支持。慢性疼痛的治疗应始终考虑睡眠问题。

（臧传义　程斌）

（九）眼科、口腔科疾病与睡眠

112. 眼科疾病会引起失眠吗

人眼可以参与调节人体的昼夜节律从而影响睡眠调节。20世纪初，《自然》杂志报道在人眼底的视网膜组织中发现了一种内在光敏感视网膜神经节细胞（intrinsically photosensitive retinal ganglion cell，ipRGC），这种细胞可以对光照产生反应，并投射到调节人体昼夜节律的下丘脑生物钟中枢，从而监控白天和黑夜。阳光是 ipRGC 光感受作用最主要的刺激因素，天空中最主要的光线波长在 477nm 左右，与 ipRGC 最敏感的波长 480nm 接近，人工光源的光谱中此波长光线的比例较低，因而 ipRGC 对其敏感性较日光低。夜晚 ipRGC 感受到光线变暗后，会促使松果体合成和分泌褪黑素，从而促进睡眠。

部分眼科疾病可引起失眠。老年性白内障是最常见的可以引起老年人昼夜节律改变而引起失眠的眼科疾病。随着年龄的增长，人眼晶状体密度增加、晶状体出现混浊，导致越来越少的光线到达视网膜，而混浊的晶状体对较短波长（波长近 480nm）光线的阻挡作用显著增强，这会使 ipRGC 光感受功能受到抑制，进而促使松果体合成和分泌的褪黑素减少，从而引起昼夜节律改变，引发老年人失眠。此类患者及时进行白内障手术可以降低失眠的发生风险，并改善白天的困倦现象。此外，全盲或者眼球摘除的患者可由于 ipRGC 光感受功能受到抑制，而被异常的生物节律所困扰，表现为白天困倦、夜间失眠。这部分患者可通过补充外源性褪黑素改善睡眠状况。

此外，还有一些关于蓝光与失眠的不同观点。由于蓝光（波长 400~480nm）被认为是引起老年性黄斑变性（一种老年人常见的致盲性眼病）的危险因素，所以有观点认为防蓝光眼镜可以预防老年性黄斑变性。但也有人认为，由于蓝光是 ipRGC 调节昼夜节律的有利因素，长期佩戴防蓝光眼镜可能会造成生物钟紊乱，增加失眠的概率。

113. 老年人突然眼胀痛，视力下降伴有头痛，无法入睡，可以晚几天再去就诊吗

李阿姨 65 岁，某天傍晚与老伴发生激烈口角后，突然感觉右眼胀痛、看不清东西，同时觉得腹部不适恶心、右侧头痛。考虑到刚与老伴争吵，李阿姨碍于面子强忍痛苦，准备睡觉，但一直躺到凌晨 4 点仍然无法入睡，而且症状丝毫没有减轻。家人赶紧把她送到急诊，检查后确诊是"急性闭角型青光眼"，经过积极治疗，李阿姨的病情才逐渐缓解。

急性闭角型青光眼是由于前房角突然关闭而引起眼压急剧升高的眼病。正常情况下，眼内产生的水会从前房的排水管道（前房角）流走，但当急性闭角型青光眼发作时，前房变得很浅，前房角关闭，房水就无法流出去，而新的房水又在源源不断地生成，眼内的水越积越多，压力越来越大，就会造成眼压的急性升高。急性闭角型青光眼发作时，因为患者的眼压急剧升高，眼球的巩膜和睫状体组织充血引起眼球疼痛，同时相应的神经末梢

（三叉神经）受水肿压迫，反射到神经分布区而引起严重偏头痛，导致无法入睡。

需要和大家强调的是，急性闭角型青光眼是眼科的急症，千万不要在等待中延误治疗。其治疗必须争分夺秒，如不及时诊治可能会造成视力不可逆转的永久性损害。如果和李阿姨一样，突然出现眼球疼痛、视力下降，伴有头痛、恶心等不适时，一定要及时到眼科就诊，进行相关诊治。

急性闭角型青光眼的早期预防也很重要。老年人需要做好如下几点：如果本身是远视眼，且老视发生得特别早，说明可能有眼轴短、眼球小等解剖特点，发生青光眼的概率会比一般人高，这时应该去眼科检查，判断是否有青光眼的潜在威胁，如果存在可能的危险因素，可以通过给予虹膜 YAG 激光疗法等方式预防；同时，生活中要注意心态，保持稳定的情绪，避免精神紧张、过度发怒和兴奋等剧烈的情绪变化；不要在关灯、黑暗的环境中长时间阅读或玩手机；不要长时间俯卧位睡觉；保持良好睡眠，避免过度用眼，注意劳逸结合。

114. 持续使用手机等电子产品后失眠是怎么回事

随着科技发展，电子产品已经成为老年人生活中不可缺少的一部分。老年人适当使用电子产品能拉近与儿女、社会的距离，维持学习能力和延缓认知功能下降。但是，一部分老年人长时间使用电子产品后出现短暂视物模糊，眼干涩、胀痛，甚至出现头痛、失眠，这是为什么呢？这可能是因为发生了视疲劳。

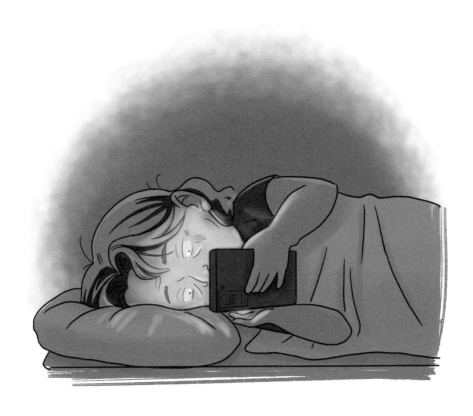

　　视疲劳是由于各种病因使得人眼视物时超过其视觉功能所能承载的负荷，导致用眼后出现视觉障碍、眼部不适或伴有全身症状等，以致不能正常进行看视动作的一组综合征。它并不是独立的眼病，而是以患者主观症状为主，或者全身因素与精神心理因素相互交织的综合征。

　　视疲劳的表现多种多样，主要表现为用眼后出现以下症状：①视觉障碍：近距离工作或长时间阅读，出现暂时性视物模糊或重影；②眼部不适：眼胀、眼痛、眼干、眼烧灼感、流泪、眼痒、眼异物感及眼眶疼痛；③全身症状：易疲劳，头痛、头晕，记忆减退，严重时甚至恶心、呕吐，并出现焦虑、烦躁以及其他神经症的症状。在明确病因的前提下，用眼后出现上述症状即可诊断为视疲劳。老年人视疲劳最常见的原因有老视（老花眼）、眼干燥症、睑板腺功能障碍等。

在这里要提醒老年人，合理控制使用电子产品时间，近距离使用电子产品时佩戴合适的眼镜可减少视疲劳的发生；积极治疗眼干燥症、睑板腺功能障碍等眼科疾病也可帮助缓解视疲劳症状。

115. 晚上突然眼痛、流泪，无法入睡，该如何处理

某日，王阿姨对家里进行了全面消毒，结束后王阿姨心满意足地躺在床上准备睡觉。时间一分一秒地过去了，她却翻来覆去睡不着。慢慢地，王阿姨的双眼出现刺痛感、流泪，这让她极度不适，一照镜子发现双眼眼睑红肿，她赶紧去医院检查。医生详细询问病史并经过检查后，明确她是被紫外线消毒灯辐射损伤眼睛引起了电光性眼炎。

电光性眼炎是由于眼睛的角膜上皮细胞和结膜吸收了大量而强烈的紫外线所引起的急性炎症，可由于电焊作业未戴防护眼镜、紫外线灯照射等强烈紫外线照射而致。电光性眼炎可表现为双眼突发烧灼感和剧痛，伴畏光、流泪、眼睑痉挛，头痛，眼睑及面部皮肤潮红和灼痛感。因为紫外线辐射损伤至发病有一个潜伏期，大多数在 6~8 小时之后发病，所以患者白天受到辐射后多在夜间因急性流泪、眼痛难忍、无法入睡而就诊。

出现电光性眼炎后应及时就诊，通常会给予局部促进角膜修复以及预防感染的药物，一般情况下用药 1~2 天后眼部症状消失。同时要注意多闭眼休息，避免强光照眼，不看手机、电脑屏幕等，帮助角膜上皮尽早恢复。

近年来，紫外线消毒灯走进大家的视野。这里提醒大家，如果普通人群在家中自行使用紫外线灯，必须注意在没有人的室内使用。在进入室内前应该先将紫外线灯关闭，或者等待有定时功能的紫外线灯自行熄灭后再进入，以防眼部损伤。

116. 为什么有的人在睡眠中睁着眼睛

眼睑的睁开和闭合需要三条肌肉起作用，上睑提肌和上睑板肌收缩时睁眼，眼轮匝肌的作用是闭眼。上睑提肌和上睑板肌分别由动眼神经和交感神经支配，眼轮匝肌由面神经支配。人在睡觉的时候，支配睁眼的上睑提肌的神经受到抑制，其睁眼的功能消除；同时，负责闭眼的眼轮匝肌仍然有一定的收缩力，因此睡觉的时候人的眼睛是闭合的。有部分人在熟睡的情况下眼轮匝肌张力减弱，出现生理性眼睑闭合不全。

为什么有的疾病会导致睡觉睁着眼睛的现象（眼睑闭合不全）呢？老年人中，最常见的眼睑闭合不全是由于面神经麻痹（周围性面瘫、中枢性面瘫、特发性面神经麻痹等）等原因造成支配眼轮匝肌的面神经功能瘫痪，眼轮匝肌张力降低，眼睑闭合功能受影响，造成闭眼不全，此类患者常可伴有口角歪斜、咀嚼功能障碍等。此外，部分老年人也会随着年龄增长，眼轮匝肌功能减弱、皮肤松弛，使眼睑不能贴紧眼球，出现眼睑外翻引起眼睑闭合不全。昏迷的患者也可由于支配眼睑开闭的神经功能异常，以及结膜和眼球周围组织水肿等原因出现眼睑闭合不能的情况。

睡觉闭眼不全的危害是不容忽视的。因为睡觉时泪液分泌减少，如果闭眼不全，可使泪液挥发增加、角膜长期暴露，可造成角膜损伤、形成暴露性角膜炎。我们提示老年人，如果突然出现睡眠中眼睑闭合不全的现象请及时就医，积极寻找原因，及时治疗以免出现角膜炎等并发症。

117. 晚上睡觉突然牙痛，再也睡不着，是怎么回事

急性牙髓炎是不可复性牙髓炎的一种，是病变较为严重的牙髓炎症，发病急、疼痛剧烈，而且常在夜间发作，或夜间疼痛较白天剧烈。急性牙髓炎常会引起患者难以入眠，甚至从睡眠中痛醒。除夜间痛以外，急性牙髓炎还具有自发痛、温度刺激痛等特点。自发痛指牙齿在未受到任何外界刺激的情况下，突然发生剧

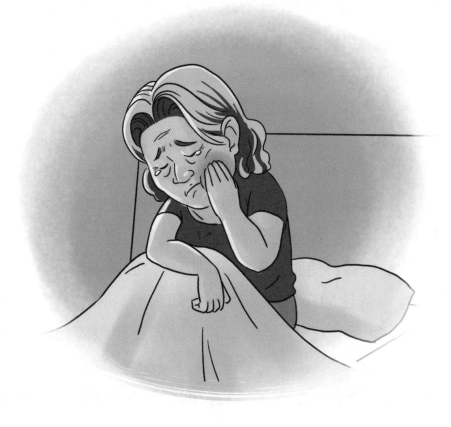

老年人睡出健康病不扰

烈的、尖锐的疼痛；温度刺激痛指冷、热刺激激发患牙的剧烈牙痛。同时，患者往往不能明确指出患牙的位置。若出现以上症状，则有可能是急性牙髓炎引起。由于部分牙髓化脓或坏死时，可以表现为"热痛冷缓解"，因此部分患者可以通过含漱冷水达到一定的止痛效果。但还是建议患者尽快到专业的口腔医疗机构进行牙髓开放，以释放牙腔内的压力，缓解疼痛。

118. 睡觉磨牙是因为睡得香吗

夜磨牙症是睡眠状态下的口颌系统运动障碍，主要表现为牙齿的无规律摩擦，老年人群发病率约为3%。夜磨牙症在口腔中的危害主要表现为长期的牙列磨损、垂直距离减少、牙周组织的破坏，严重时还可以引起多种并发症，如咀嚼肌紧张、痉挛和颞下颌关节功能紊乱等。引起夜磨牙症的原因目前尚不明确，主要考虑与异常的解剖结构、电生理异常、心理因素等相关。夜磨牙症导致的睡眠障碍主要与睡眠结构相关，夜磨牙症患者的浅睡眠较正常人群更多，睡眠效率相对较低，觉醒时间相对延长。因此，患夜磨牙症的人不是睡得更香，而是睡眠效率较低。现在对于夜磨牙症的治疗方法已经较为系统，包括肌肉理疗、颌垫治疗等。积极治疗夜磨牙症既可以维护口腔系统的稳定，也有利于健康的睡眠。

119. 口腔黏膜病和睡眠有什么关系

口腔黏膜病是口腔疾病中较为常见的一种，可以导致患者饮食困难，影响患者的身体健康及工作生活。口腔黏膜病的发生常与免疫功能有关，因此调节机体的免疫功能也是当前临床上主要的治疗方式之一。近些年，很多研究证实，精神心理因素与口腔黏膜病的发生发展有着密切的关系。口腔黏膜病往往伴随着焦虑、失眠等症状，患者的精神心理状态不佳、睡眠不好也会加重口腔黏膜病，形成恶性循环。因此，很多口腔黏膜病患者可以通过积极地使用抗焦虑、抗抑郁或者镇静药物治疗，在改善睡眠的同时缓解口腔黏膜症状。同时，很多口腔黏膜病的免疫调节药又有一定的镇静、催眠效果，可见两者之间的关系密切。因此，如果想要良好的口腔状态，白天多进行运动，保证规律的作息，维持健康的睡眠状态非常重要。

（赵慧英　何新宇）

（十）妇科疾病与睡眠

120. 晚上外阴瘙痒明显，睡不着觉，是怎么回事

有些老年女性朋友有过这样的尴尬，当夜深人静时，感觉私处瘙痒难耐，无法入睡……常发生瘙痒的部位是阴蒂和小阴唇内外侧，严重的时候会波及整个会阴部、大阴唇乃至肛门周围。多半情况是阵发性的，时轻时重，一般夜间症状更重。常见的原因有以下几个：外阴炎、阴道炎或者宫颈炎异常分泌物的刺激，尤其是真菌感染时瘙痒更加严重；外阴硬化性苔藓；一些全身性的慢性疾病，如糖尿病、尿毒症等；外阴寄生虫病，如阴虱病、疥疮等。

那么，生活中如何应对外阴瘙痒呢？首先，要到专科就诊，进行必要的妇科检查和阴道分泌物检查，必要时行局部组织活检病理检查。医生会根据病史，全身、局部检查，血、尿、便、阴道分泌物的实验室检查，以及必要的病理检查，进行诊断。在医生的指导下用药，常用的药物有局部清洁止痒的外用药、阴道栓剂，或者控制血糖、治疗慢性疾病的药物等。

在日常生活中要注意哪些问题呢？给老年朋友们提几个小建议：尽量穿着宽松、透气的全棉内裤，勤洗、勤换、勤晾晒，保持外阴清洁干燥；不食用辛辣、刺激性食物，戒烟、限酒；治疗期间避免性生活，必要时夫妻双方同时接受治疗。当出现外阴瘙痒时，切忌用力抓私处，以免抓伤外阴，引发感染。

121. 经常出现夜间失眠多梦，一眠难求怎么办

有很多老年女性朋友出现过夜间辗转反侧、入睡困难、后半夜经常觉醒、醒后无法再次入睡等苦恼，白天感觉头昏脑涨、记忆力下降、情绪不佳，甚至影响正常生活。这是什么原因导致的呢？其主要原因是绝经期雌激素水平降低和孕激素分泌明显减少，对睡眠产生了多方面的影响，也有少数与遗传因素相关。

有什么办法改善呢？给大家提几个小建议：首先，科学锻炼身体，每天坚持至少30分钟的适度锻炼，白天增加体力活动，尽量白天少睡觉或者不睡觉；调整生活方式，如戒烟、戒酒，尽量不喝或少喝浓茶或咖啡，尤其是晚上或睡前；伴有心情抑郁时多参加户外活动，发展自己的兴趣爱好，或者多与好友或家人倾诉，寻找心理安慰；也可以在医生指导下进行药物治疗，如服用调和气血、平衡阴阳、养血安神的中药或采用针灸治疗；也可使用激素补充治疗，或使用镇静催眠药，但后者长期使用可能产生药物依赖，应该做好治疗前的各项检查，排查激素治疗的禁忌证，在医生指导下安全用药。

122. 下腹痛夜间明显，影响睡眠了怎么办

有些老年女性朋友会有夜间下腹严重疼痛，影响睡眠的情况，此时应该怎么办呢？如果出现急性下腹痛伴有恶心呕吐，有可能是盆腔肿物破裂或者卵巢囊肿蒂扭转，应该立即就诊。医生通过病史、查体或必要的辅助检查可初步诊断，多数需要手术治

老年人睡出健康病不扰

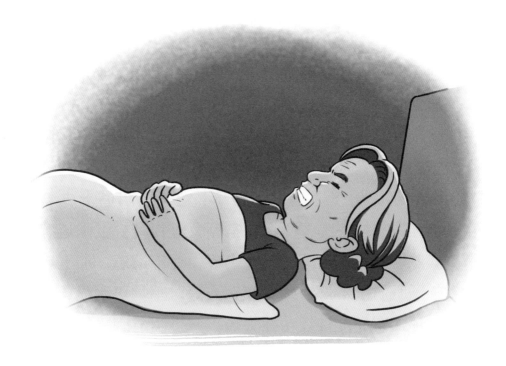

疗。如果急性下腹痛合并高热、阴道流血、阴道排液等现象，考虑急性盆腔炎或者妇科恶性肿瘤，此时需要及时就诊，进行检查，抗感染治疗有效。如果是慢性下腹痛，可能是生殖系统疾病引起，但也要排除泌尿系统疾病、肠道疾病、骨骼肌肉系统等的疾病。针对不同的病因，所用的治疗方案也因人而异，需要大家给予重视，及时就诊，以免耽误病情。

给大家提几个小建议：养成定期体检的好习惯，尤其是绝经期女性，这个阶段女性免疫力下降，是妇科肿瘤和炎症的好发时期，应每年体检，及时发现问题，及时治疗；适当加强锻炼，作息规律，增强体质，不滥用药物；平时有不舒服的地方或者既往有妇科病史应给予重视，及时就诊，听从医生的建议进行治疗，并定期复查。

123. 夜间感觉阴道干涩疼痛睡不着觉，怎么办

有些绝经期女性朋友感觉阴道干涩疼痛明显，或伴有阵发性针刺样疼痛，向外阴、尿道和盆底部位放射，到了夜间，这种不适感更明显，甚至影响睡眠。有些女性很困惑，这是怎么回事，是得了奇怪的病吗？其实，这是因为女性绝经后出现雌激素水平的明显下降，泌尿生殖道上皮和黏膜，尤其是阴道上皮萎缩变薄、宫颈萎缩，功能下降，阴道和宫颈分泌物减少，阴道感觉不再润滑。有些朋友比较敏感，就会出现上述不适感，加上这个年龄段的女性睡眠质量不好，到了夜深人静时感觉更明显，导致失眠。有些人还伴有局部神经功能失调，产生阴道刺痛的感觉。部分有阴道炎的女性朋友也会出现上述情况。

那有改善的办法吗？建议大家先去医院就诊，医生会根据具体情况进行治疗。如果表现为局部外阴阴道萎缩，一般给予雌激素局部用药，如雌激素外用软膏或是阴道用胶丸等，可以有效缓解症状，且无全身副作用。如为阴道炎症，根据感染的不同病原体及程度，给予阴道用药或者外用洗液对症治疗。经过对症治疗后，上述情况会得到改善和缓解。

（王陶然）

（十一）皮肤科疾病与睡眠

124. 神经性皮炎和睡眠不好有关系吗

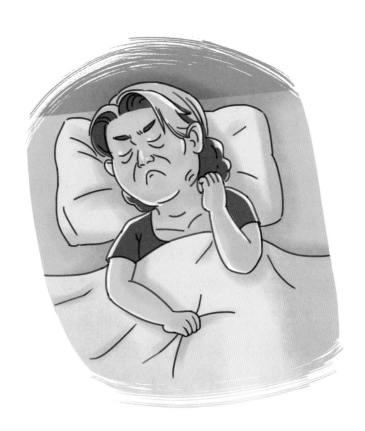

　　神经性皮炎，又叫慢性单纯性苔藓，是一种常见的以剧烈瘙痒和皮肤苔藓样变为特征的皮肤神经功能障碍性皮肤病。本病病因不是很清楚，一般认为与大脑皮质兴奋和抑制功能失调有关；可能与神经精神因素，如性情急躁、思虑过度、紧张、忧郁、劳累、睡眠不佳，以及胃肠功能失调或饮食等有关。搔抓和慢性摩擦是主要的诱因和加重因素，病程中往往形成"瘙痒—搔抓—瘙痒"恶性循环而导致皮损加重而出现苔藓化。一般多见于中青年，皮损好发于颈部、双肘伸侧、腰骶部、股内侧及会阴区等易搔抓部位，多局限于一处或双侧对称分布。许多出现神经性皮炎的患者往往因为不能很好地调节自己的学习和生活压力，导致失眠或熬夜，而在精神紧绷之后出现自主神经紊乱。睡眠不足和作息不稳定是导致自主神经紊乱的两大因素，所以对患者来说，想要治疗神经性皮炎，保证一个良好的睡眠和作息习惯就显得尤为重要。如果患者的睡眠特别不好，也可以求助于精神心理医生来帮助改善。

125. 玫瑰痤疮与睡眠关系大吗

玫瑰痤疮，又称酒渣性痤疮，是一种好发于面中部，以阵发性潮红、持久红斑和毛细血管扩张为主要表现的慢性炎症性皮肤病，临床上的基本类型包括毛细血管扩张型、丘疹脓疱型、鼻赘型及眼型等。本病患者大多数为中年人，女性较多，但男性患者往往更加严重，更容易出现鼻赘型，出现典型酒渣鼻样。本病也可同时合并痤疮或脂溢性皮炎，发病原因不是很清楚，可能是在一定遗传背景基础上、多因素诱导的、以导致血管舒缩功能异常为主导的慢性炎症所致。在临床上，除了发现存在毛囊蠕行螨虫的诱发因素，还发现患者常常有神经精神因素，如紧张、忧郁、劳累、睡眠不佳等。其中，熬夜或失眠往往是导致玫瑰痤疮加重的重要因素，睡眠不佳既导致玫瑰痤疮加重，反过来玫瑰痤疮导致的面部正中部位的不适感又影响了患者的睡眠质量。所以，要有效地治愈玫瑰痤疮，在忌口辛辣刺激食物，积极抗炎杀螨虫的基础上，还需要积极改善睡眠，调节自主神经状态，必要时可口服复合 B 族维生素或谷维素治疗。

126. 老年斑好发于睡眠不好的人群吗

老年斑，是脂溢性角化病的一种特殊类型，平的时候叫老年斑，有增生时叫老年疣，为老年人最常见的良性表皮增生性肿瘤，可能与日晒、失眠及其他慢性炎症刺激有关。老年斑对人体没有任何伤害，主要是手背和面部的老年斑往往影响美观，所以现在的人们越来越关注老年斑。老年斑和睡眠不佳是有一定关系的，失眠往往是容颜美的大敌。睡眠充足的人，往往容光焕发、红光满面，结合防晒措施，很少会在暴露部位长各种色斑。随着年龄的增长，老年人皮肤屏障对抗紫外线的能力会不同程度地减弱，尤其是睡眠不佳的人，机体免疫力比较差，皮肤就会缺少应有的自然修复能力，对各种病原微生物的自我保护能力以及对色素的自然代谢能力都会有不同程度的下降，就更容易产生老年斑，甚至面部出现各种皮肤肿瘤。所以，为了皮肤的健康，为了减少老年斑的出现，中老年人还是应该加强营养，平时多吃含有维生素 A、维生素 C、半胱氨酸和甲硫氨酸的食物。此外，平时应积极防晒，努力改善睡眠，必要时也可以求助于精神心理医生来帮助改善睡眠。

127. 慢性荨麻疹与睡眠关系大不大

荨麻疹，俗称"风团"，是皮肤黏膜由于暂时性小血管渗透性增加而发生的局限性水肿，即形成风团，多数患者找不到原因。病程较短（在 6 周之内）的荨麻疹，往往和口服药物、食物或呼吸道吸入物及皮肤接触物有关，但病程超过 6 周的慢性荨麻疹往往找不到原因，临床上发现睡眠不佳的患者在慢性荨麻疹这一类型中比较常见。在一项针对白领人群的调研中发现，他们罹患慢性荨麻疹的一个共同特点即为长期熬夜。这可能和长期熬夜的患者平常缺少运动，生活很不规律有关。长此以往，免疫力和消化排泄系统功能明显下降，长期处于低免疫力状态，机体会对周围环境中的过敏原产生敏感性，临床上易表现出以风团为特点的荨麻疹；同时，由于荨麻疹瘙痒明显，反过来也会影响睡眠。所以对患者来说，要想治疗慢性荨麻疹，保证良好的睡眠和作息习惯就显得尤为重要。如果患者的睡眠特别不好，必要时也可以求助于精神心理医生，用药物来帮助改善睡眠。

128. 脱发与睡眠关系密切吗

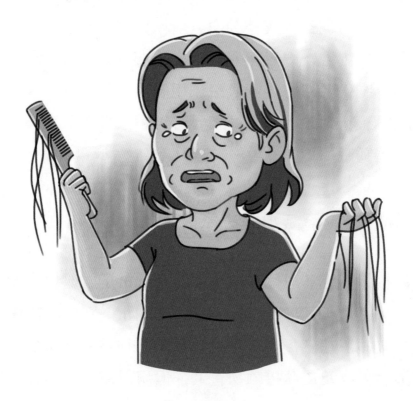

老年人睡出健康病不扰

脱发的类型很多，常见的有脂溢性脱发、斑秃、雄激素性脱发等。脱发一直被认为是中老年的"专利"，但是如今不少人年纪轻轻却有聪明"绝顶"之势，很多年轻人因为各种各样的因素，也会有脱发的现象。现代人由于长期过大的工作压力导致睡眠不足、产生精神焦虑，以及不健康的饮食生活习惯等，这些都可能会造成失眠，失眠反过来也易导致焦虑、抑郁等。而睡眠和头发健康也有密切的关系。首先，长期睡眠不足造成脱发现象。因为失眠后精神不好，容易产生焦虑情绪，身体的营养大部分流失，头发缺乏营养后变得脆弱容易断裂，从而形成脱发。其次，长期失眠会造成内分泌失调，可能导致皮脂腺分泌过多或皮脂腺分泌性质改变，激素水平的紊乱也容易引起脱发。最后，长期熬夜失眠会影响身体的新陈代谢，那么就会造成头发脱落的情况。脱发，从某种意义上说，可以明确地反映出机体脏腑的健康状况，也是人体健康的预警器，所以我们必须要重视这一现象。失眠患者应该养成定时睡眠的习惯，尽量每天睡眠不少于 6 小时。要学会克服心理压力，放松身心，提高睡眠质量。同时，饮食上也要注意，常吃富含蛋白质以及微量元素丰富的食品，多吃青菜、水果，补充头发生长所需要的营养元素，这样才能有效抑制脱发症状的出现或加重。

（汤恭锋）

（十二）护理康复与睡眠

129. 长期患有高血压的老年人怎样改善睡眠质量

高血压病是一种典型的身心疾病，近年来的发病率较高，在广大老年人群中十分常见。采取针对性护理干预，可有效改善患者的心理压力，改善其睡眠质量。

（1）改善外界环境：为患者提供安静舒适的环境，保持室内空气的流通和清新，尽可能降低噪声。

（2）生活护理：结合患者的实际情况来决定生活方式，鼓励患者日间参与慢走、气功锻炼，控制日间的睡眠时间，夜间需要按时上床休息，从而改善睡眠节律，并帮助控制血压水平。可在夜间入睡前采取温水泡脚、局部按摩，以及饮用温热牛奶等方式促进睡眠。

（3）心理护理：向患者讲解紧张、担忧等负面情绪会对睡眠质量和血压控制效果产生影响，鼓励患者通过培养兴趣爱好、转移注意力等方式来缓解负面心理。

（4）健康教育：开展一对一的健康教育，主要内容包括改善睡眠质量、合理用药，以及高血压病的知识等。

130. 老年骨质疏松患者如何缓解疼痛从而提高睡眠质量

骨质疏松属于老年人常见慢性疾病，严重时会诱发全身性骨病，除此之外，患者很容易产生心理、运动及睡眠等功能障碍。

老年人要严格遵医嘱服用抗骨质疏松药，知晓用药治疗相关注意事项，养成良好的饮食习惯和作息。同时，实施疼痛护理干预。

功能锻炼指导：医生会根据老年患者具体病情为其制订功能锻炼计划，护理人员按计划给予指导和监督，尽可能不选择疼痛急性期进行锻炼指导。鼓励老年人适当参加户外活动，时间为每次 30 分钟，一日 2 次。若老年人腰背酸痛明显，可指导老年人进行俯卧位直颈和直腿高抬等相关腰背肌训练。

放松式疼痛护理：给予老年人放松技巧的训练，缓解生理压力。腹式呼吸指导，先指导老年人紧绷全身肌肉，然后从手往上肢、头部依次进行放松，再由颈部到双脚，依次放松；睡眠冥想指导，指导老年人在放松肌肉的同时，深呼吸，把注意力转移到呼吸上。疼痛护理干预可有效提高睡眠质量。

131. 老年冠心病患者如何护理从而提高睡眠质量

冠心病属于常见的心血管系统疾病，尤其在老年人群中十分常见，病程较长，发病时通常会伴随一定的慢性疾病，导致睡眠质量下降。可采取舒适护理，提高睡眠质量的方法：

（1）心理干预：引导患者积极面对疾病，避免不良情绪对睡眠质量造成不良干扰，指导家属多关心和鼓励患者，增强患者的治疗积极性和信心。

（2）用药干预：若患者睡眠质量差或入睡困难，可通过医嘱给予镇静催眠药，告知其药物的使用方法与注意事项。

（3）生活干预：指导患者改善心理，鼓励患者多进行适当的运动，改善身体素质，多参加一些娱乐活动，使患者的自我价值认同感增强，生活热情增强。

（4）饮食干预：老年患者胃肠道消化能力减退，因此应多吃一些高蛋白、易消化的食物。禁烟、禁酒，不要吃辛辣且刺激性强的食物。

（5）睡眠干预：入睡前可通过泡脚或按摩方式助眠，还可以放一些轻音乐，使身心充分放松。

132. 老年人脑卒中后出现睡眠障碍，该如何护理

脑卒中是老年人的常见病和多发病，80%～95%的老年脑卒中患者存在睡眠问题，睡眠障碍影响患者的生活质量、身心健康及精神功能的康复。可给予心理护理，方法为：

（1）认知行为治疗：

1）睡眠限制疗法：主要通过限制老年人在床上的时间，人为造成轻度睡眠剥夺状态，达到提高睡眠效率的目的。

2）认知疗法：让老年人充分认识到睡眠质量比睡眠数量更重要，促进认知重建，纠正老年人的非理性思维，让老年人以轻松的姿态正视睡眠疗法。

3）刺激控制疗法：切断失眠、睡眠时间与床之间的联系，而在良好睡眠与睡眠时间、地点之间重新建立联系，控制入睡习惯，限制药物用量，白天尽量少睡，逐渐延长夜间睡眠时间。

4）睡眠健康教育：向老人宣传正确的睡眠知识，以便于老人修正不利于自身睡眠的习惯。

（2）渐进性放松训练：包括等张收缩等长收缩、无张力活

老年人睡出健康病不扰

动，使患者感知到紧张的存在，随后鼓励患者放松，促使神经活动向着有利睡眠的方向转化。

（3）创造轻松愉快的气氛，以集体讨论的形式对患者暗示和鼓励，并互相支持，指导患者克服日常不良生活习惯。家属给予患者一定的精神、经济支持。

133. 老年脑外伤睡眠障碍患者，该如何护理

睡眠障碍是脑外伤患者临床常见的并发症，尤其是老年脑外伤患者，睡眠障碍的发生率更高，严重影响治疗效果和预后生活质量。可通过舒适性护理，改善睡眠障碍。

保持环境的舒适整洁：对患者日常使用物品和医疗用品定期进行清洁和消毒，根据季节变化及身体状况调节房间的温度和湿度，夜间环境灯光适宜、减少噪声，对长期卧床患者进行肢体按摩和放松。

加强交流和沟通：了解患者生活习惯，做好相关疾病和健康知识的宣教，对患者提出的问题进行耐心细致地讲解，缓解患者因疾病而产生的不良情绪。

满足老年患者的社会化需求：患者家属对老年人进行探视和陪伴可减轻患者的孤独感，保持患者心情愉悦。

134. 如何改善老年糖尿病患者的睡眠质量

睡眠障碍也是糖尿病患者的常见问题之一，患者容易睡眠不足、入睡困难，因此需要高度重视老年糖尿病患者的护理。可采取延续性护理干预。

老年糖尿病患者出现睡眠障碍时，通过沟通交流准确评估患者的睡眠障碍。指导老年患者增加每日运动量，通过睡前听音乐、广播等多种途径，逐渐提高睡眠质量。睡眠障碍严重的患者应及时到医院复查。

在与患者沟通中，了解患者的心理状态，消除患者的不良情绪，帮助患者建立战胜疾病的信心。

通过微信、电话方式组织"糖友交流会"，交流地点可在医院或社区。先介绍糖尿病相关知识和自我护理方法，随后让血糖控制好和自我护理能力强的患者交流经验，最后让患者自由交流。

结合患者的饮食习惯及体质，为患者制订针对性的营养计划。严格监测血糖的变化，使血糖控制在稳定水平。

135. 如何缓解老年骨折患者术后焦虑从而改善睡眠质量

老年患者骨折术后短时间内无法自行下床活动，需要卧床休息。同时，老年患者易出现焦虑、抑郁和紧张等负面情绪，导致睡眠质量下降。这种情况下，改善睡眠质量可实行中医情志护理：

（1）认知疗法：主动与老年人交流，语气平和，注意语言表达准确性，告知老年患者手术治疗的安全性和必要性，并告知老年患者可能出现的疼痛反应，但可配合各种护理措施缓解疼痛，使者做好心理准备，提高患者治疗依从性，消除患者担忧、抑郁等负面情绪。

（2）情志相胜法：可告知一些能使老年患者身心愉悦的消息，或为患者讲述幽默故事，帮助老年人缓解心理压力，促使其

老年人睡出健康病不扰

振作精神。了解老年患者喜好，以便与老年人交流时可讨论让其开心的话题，并及时告知患者疾病好转情况。

（3）移精变气法：指导老年人学习调神法，通过良性语言暗示，指导患者集中注意力，以转移老年人负面情绪。

（4）艺术疗法：以老年人喜好为依据，播放舒缓轻音乐、优美舞蹈视频和展示绘画作品等，并配合一定心理疏导，以调节老年人心神状态，必要时让受失眠困扰的老年人去专科医院进行诊治。

136. 运动疗法对老年失眠患者有什么疗效

运动疗法主要是以中高强度的有氧运动与中等强度的抗阻运动来治疗失眠。研究显示，积极参加锻炼（包括有规律地进行锻炼）的老年人比活动少的老年人更少出现失眠问题。最近，一篇关于运动治疗对慢性失眠作用的系统性回顾显示，有氧运动和抗阻运动对中老年失眠患者的睡眠质量有显著改善。国内也报道了运动疗法对老年失眠患者的明确疗效。多项研究发现，在中等强度的有氧运动后，失眠患者的总睡眠时间、睡眠潜伏期等得到明显改善，运动有助于他们建立规律的休息-运动节律。

137. 哪些有氧运动适合失眠老年人居家或在社区进行

2010年，世界卫生组织提出了运动指导：成人至少每周5次，每次至少30分钟中等强度有氧运动（通常是步行）。一项随机对照研究结果显示，中等强度有氧运动（如快走）可以提高

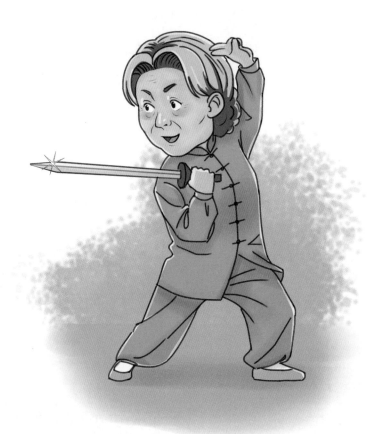

总睡眠时间及睡眠效率。近年来，一项系统性回顾研究结果表明，中等强度的有氧运动与中年女性睡眠质量改善明显相关，而低强度的运动（如瑜伽）则与睡眠改善无关。所以，老年失眠患者可以在社区活动中心和健身馆进行一些活动，可以在操场进行快走和慢跑，在场地进行乒乓球、羽毛球、篮球等锻炼活动，或在健身房进行一些抗阻运动。在运动前应注意热身，防止运动损伤；在锻炼后进行拉伸放松，缓解疲劳。如果有一定条件，可以请专业的教练进行指导和帮助，从而改善睡眠。

（赵欣　王岱稳）

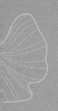

四、合理用药与睡眠

138. 最近睡眠不好，可以直接服用老伴儿的催眠药吗

睡眠不好，想直接服用身边亲人朋友的催眠药进行治疗，免去到医院挂号就诊的过程，这种心情是可以理解的。然而，这种做法却是不可取的。

首先，我们发现睡眠不好和得了失眠症并不是一回事，未必真的需要服用催眠药治疗。规范的失眠症诊疗需要首先对患者的睡眠状况进行评估，通过临床评估、主观测评、客观测评来进行诊断，明确患者是短期失眠、慢性失眠，或者失眠仅仅是其他疾病的症状，不需要再诊断失眠症，只有明确了诊断才能开始治疗。如果是短期失眠，往往通过去除相关诱发因素即可使患者睡眠恢复正常，而慢性失眠则需要规范治疗，首选是心理行为治疗，最常见的是失眠认知行为治疗，从长期看，其疗效优于药物治疗。而药物治疗应该在病因治疗、失眠认知行为治疗的基础上，酌情给予催眠药。药物的选择需要结合患者的临床症状、治疗目的、既往治疗效果、费用、共患疾病、禁忌证等多方面因素综合考量，用药剂量也要遵循个体化原则。所以，如果发现睡眠不好，还是应当及时就医，准确诊断，进行有针对性的治疗，不能自行服用他人的催眠药。

139. 有的催眠药是胶囊，有的是片剂，它们有什么区别，能相互替代吗

同一种药品为了方便使用和存储、减少药物不良反应、提高

老年人睡出健康病不扰

疗效等会被制成不同的剂型。胶囊剂和片剂就是两种不同的剂型。胶囊剂是指原料药物和适宜的辅料充填于空心胶囊或密封于软质囊材中制成的固体制剂，其特点主要是掩盖药物不良嗅味，提高药物稳定性；片剂是指原料药物与适宜的辅料压制成的圆形或异形的片状固体制剂，其特点主要是药物含量差异小，剂量准确，质量稳定，方便服用、携带、运输等。一般来说，胶囊剂比片剂的吸收快一些。不管是何种剂型，只要是同一种药品，药理作用就是相同的，可以替换。但是，不建议频繁更换常用药品，以防对疗效评估产生干扰。老年人可以根据需要在医生的指导下选择自己方便使用的药物剂型。如果更换了剂型，就需要关注药品说明书，因为一些特殊剂型在使用方法和注意事项等方面会有特殊的要求。只有详细了解药品的使用方法，才能正确使用不同剂型的药品，从而达到治疗效果。

140. 这次开的催眠药比上次的多了一个"右"字，是同一种药吗

　　这次开的催眠药比上次的只多了一个"右"字，比如上次开的是佐匹克隆，这次是右佐匹克隆，它们是同一种药吗？从严格意义上来说，这两种药不是同一种药，但它们的分子量、分子结构是相同的，之所以有一个特殊的"右"字，是因为这种药物是一种手性化合物，一般有"右"字的药物是右旋异构体，有"左"字的是左旋异构体，它们只是在结构的排列上左右相反，就像我们的左右手一样。如果左旋异构体和右旋异构体在临床治疗效果和安全性方面没有太大区别，一般不会拆分制药，而是直

接选择既含有左旋异构体又含有右旋异构体的消旋体来使用。相反，如果左旋异构体或者右旋异构体在疗效或者安全性方面有优势，则会单独拆分出来制成药品，也就是我们见到的多了一个"右"字或"左"字的药品。如果发现新开的药比之前开的多了一个"右"或"左"字，不必担心，只要适应证是相同的，就可以正常使用，但是要注意可能与原来的药在服用时间、药物代谢等方面有所不同。比如右佐匹克隆片规格为3mg，明显低于消旋的佐匹克隆片7.5mg，右佐匹克隆对作用受体的亲和力更高，比佐匹克隆高50倍左右，所以右佐匹克隆比佐匹克隆起效更快，应在上床准备睡觉前或已经上床但睡眠困难时服用。药物代谢方面，右佐匹克隆65岁以上人群的半衰期约为9小时，佐匹克隆为7小时。因此，相比于右佐匹克隆，佐匹克隆在老年人中导致睡眠宿醉效应的可能性会更低。

141. 有的催眠药是口腔崩解片，有的是分散片，能相互替代么

　　口腔崩解片和分散片是药物剂型中片剂的两种不同类型。口腔崩解片是指在口腔中不需要用水即能迅速崩解或溶解的片剂，一般适合于小剂量原料药物，常用于吞咽困难或不配合服药的患者。口腔崩解片的特点有吸收快、生物利用度高，可提高患者依从性，解决服药困难的问题，可以减少肝脏首过效应，但也存在有沙砾感的口感问题等。分散片是指在水中能迅速崩解并均匀分散的片剂，同样也有吸收快、生物利用度高的特点，对于年老体弱者、吞咽功能障碍者、婴幼儿有一定优势。这两种剂型最大的

区别在于，口腔崩解片不需要用水溶解，而分散片则需要用水溶解。需要注意的是，在拿取口腔崩解片时，要保持手部干燥，置于舌上，如拿取不当导致药片破碎也不必紧张，因为这并不影响药效。服用分散片时，要避免干吞，以免药物停留在食管内，药片崩解后药物浓度增高，对食管具有刺激性。如果是可以正常吞咽的人群，选择普通片剂、分散片或者口腔崩解片都是可以的；如果吞咽片剂存在困难，那么分散片、口腔崩解片都是很好的选择。

142. 白细胞减少患者能用催眠药吗

白细胞减少患者机体免疫力下降，面临的最大风险就是容易发生感染。因为白细胞可以吞噬外来侵入的病原体，白细胞减少，吞噬病原体的作用就会减弱，易引起呼吸道、泌尿道、消化道等部位的感染。白细胞减少患者在服用药物时应特别注意避免药物引起白细胞数量进一步降低。恰恰有一些催眠药可能导致白细胞减少，所以白细胞减少患者应该禁用这些药物。患者因失眠就诊时，应当和医生详述病情，医生就会为患者选择对白细胞影响小，甚至没有影响的催眠药。此外，很多催眠药有松弛肌肉的作用，重症肌无力患者服用可能加重病情；有些催眠药可能引起呼吸骤停，有睡眠呼吸暂停综合征的患者服用会有风险；有些催眠药可能引起呼吸抑制，如果是严重呼吸功能或肺功能不全的患者服用，则应慎之又慎；还有些催眠药可能引起心脏功能抑制，导致出现心率减慢、血压下降，所以有严重心功能不全的患者应慎用。在就诊时，务必要把自己的疾病和用药情况告诉医生，请医生为自己选择适合的药物，让治疗既有效又安全。

143. 乳糖不耐受的人能用催眠药吗

乳糖不耐受的患者在食用了奶和奶制品后会出现腹泻、腹痛、产气增加的情况。乳糖分子是由葡萄糖和半乳糖组成的，在人体中不能被直接吸收，需要在乳糖酶的帮助下分解成葡萄糖和半乳糖才能被吸收。乳糖不耐受患者正是因身体里缺少乳糖酶，所以在摄入乳糖后，未被消化的乳糖直接进入大肠，刺激大肠蠕动加快，就产生了腹泻、腹痛、产气等症状。任何人都可能发生乳糖不耐受，美洲原住民、亚洲人、黑人是最常见的。

其实，乳糖不耐受患者是可以服用催眠药的，只是需要注意选择的药品是不是含有乳糖或无水乳糖，因为乳糖、无水乳糖都是应用广泛的药用辅料，常常被用作填充剂添加到片剂中。乳糖不耐受患者如果服用了含有乳糖的药品，就可能出现腹泻、腹痛的情况，因此在选择催眠药时应多加注意，避免出现严重的不良反应。其实不仅仅是催眠药，乳糖不耐受患者在服用其他药品之前也应当仔细阅读药品说明书，确认是否含有乳糖或者无水乳糖成分。比如，有的催眠药的说明书标示：本品含有无水乳糖，并在"注意事项"一栏下明确说明：本品禁用于患有罕见的遗传性半乳糖不耐受、Lapp乳糖酶缺乏或葡萄糖-半乳糖吸收不良的人群。

144. 患有糖尿病的老年人如果失眠，需要服用催眠药吗

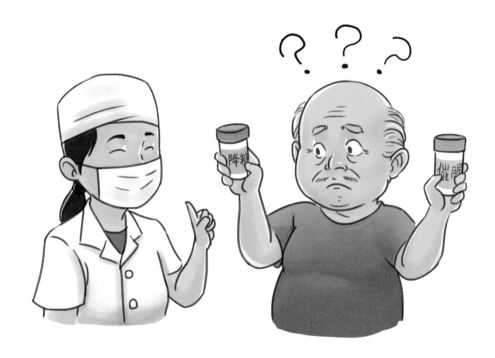

　　老年糖尿病患者易出现睡眠障碍。一方面，糖尿病导致的内分泌、神经、免疫、代谢功能紊乱会引起睡眠觉醒节律失衡，比如慢性糖尿病导致脑动脉硬化症、微循环障碍、脑供血不足，这些都是引起失眠的重要原因；糖尿病的各种并发症，如周围神经病变、皮肤瘙痒、下肢血管病变、不宁腿综合征、夜尿增多、低血糖惊醒、阻塞性睡眠呼吸暂停综合征等都会影响睡眠。另一方面，睡眠障碍也会影响血糖的控制，比如胰岛素的敏感性下降，胰岛素分泌受到抑制，交感神经过度兴奋，夜里皮质醇、胃促生长素浓度升高，瘦素减少，促进食欲，导致体重增加。

　　简单来说，糖尿病患者容易失眠，失眠也会影响血糖的控制。患糖尿病老年人如果出现失眠，要严格控制血糖，减少并发

症的发生，这样就可以减少对睡眠的不良影响。同时，也要防止低血糖的发生，因为低血糖导致的惊醒也是睡眠质量下降的原因。控制好血糖，养成良好的睡眠习惯，保证合理健康的饮食，保持良好的心态，都是改善睡眠的方法。如果仍然不能解决睡眠问题，可考虑药物治疗，而且需要在医生的指导下选择合适的药物。

145. 肝硬化患者能用催眠药吗

失眠也是一种肝硬化患者常见的临床症状，影响患者的精神状态，从而对临床治疗产生不良影响。肝硬化患者在治疗期间需要充足的睡眠，失眠不仅会影响肝功能，增加肝脏的负担，还会加重病情。那么失眠患者应该如何选择催眠药呢？

肝硬化患者出现失眠后，首先应当由专业的医生评估失眠的根本原因，如肝性脑病、瘙痒、阻塞型睡眠呼吸暂停综合征、不宁腿综合征等，并进行有针对性的处理和治疗；还要对体力活动、饮食等方面进行综合评估，尽可能选择非药物治疗方案改善睡眠质量，比如正念减压治疗、认知行为治疗等，通常不把药物治疗作为首选。肝硬化患者由于肝功能障碍，肝药酶活性和数量降低，药物代谢能力下降，则更容易产生耐受性和依赖性。如果选择药物治疗，就需要医生根据患者的肝功能情况选择对肝脏影响小的药物，短期治疗，定期监测肝功能。

146. 贫血患者出现失眠症状能用催眠药吗

贫血是指人体外周血红细胞减少，血红蛋白浓度、红细胞计数等低于同年龄、同性别、同地区人群正常范围下限的一种常见的临床症状，健康老年人一般血红蛋白水平低于年轻成人。老年人贫血的主要原因有营养缺乏、肾脏病，还可能是不明原因的老年贫血。如果出现了贫血，应进行相关检查明确病因。如果贫血导致人体血容量过低，不能满足全身各组织的血氧含量需求，累及神经系统，出现脑供血不足、氧含量及血压下降，就容易出现失眠、头晕、烦躁、萎靡、记忆力下降、注意力不集中等各种表现。

贫血引起的失眠应对症下药，从根源入手解决贫血的问题，才能避免睡眠质量受到影响。所以，贫血患者出现失眠等神经系统症状时不要着急，先找到导致贫血的病因再进行治疗，失眠的症状也会缓解，而不应当直接选择催眠药物治疗。贫血患者血压偏低，而催眠药会抑制中枢神经以及血管扩张，这样很容易导致血压的进一步降低。需要注意的是，巴比妥类镇静催眠药本身也可能引起巨幼红细胞贫血等不良反应，加重贫血的病情，所以贫血患者不应使用该类药物。

147. 有卟啉病史的患者能用催眠药吗

卟啉病，又称血紫质症，属罕见病，是血红素生物合成途径中的酶活性缺乏导致卟啉和/或其前体代谢紊乱而发生的疾病。临床表现主要有光感性皮肤损害、腹痛及神经精神症状和血压升高。卟啉病患者发病时最主要和突出的症状是腹痛，发作性的绞痛大多较严重。疼痛部位可以是局限的，也可波及整个腹部，或放射至背部或腰部，可伴有恶心、呕吐。患者急性发作之前常常精神紧张、烦躁不安，甚至出现幻觉，个别患者可暂时失明，严重者可发生惊厥，甚至昏迷。患者承受着严重的身体和精神的困扰，常常会出现失眠等症状。卟啉病患者的治疗应以治疗原发病为基础，恶心、呕吐的患者可以使用止吐药，也可以使用低剂量的短效苯二氮䓬类药物治疗焦虑和失眠。卟啉病患者尤其需要注意避免使用诱发或加重急性卟啉病发作的药物，如催眠药巴比妥类和扎来普隆、抗真菌药氟康唑、解热镇痛药双氯芬酸、降压药硝苯地平、抗心律失常药胺碘酮等。在就医看病时，患者一定要和医生沟通，避免处方这些有加重急性卟啉病发作风险的药品。

148. 服用 1 片治疗失眠的药物仍然睡得不好，可以吃 2 片试试吗

　　开始药物治疗之后，患者期待能够获得满意的治疗效果，但是有时并没有达到预期效果，患者可能会产生是不是药物剂量不够的疑惑，进而产生加量服用的想法。从药物安全性的角度来讲，作为患者，不能因为疗效不好就自行增加服用剂量。药品不是普通食品，服药剂量直接影响药物在体内的血药浓度，而保持一定的血药浓度是药物发挥作用的必要条件。服药剂量太小，血药浓度过低，不能达到治疗效果；服药剂量过大，血药浓度太高，未必能增加药物疗效，反而可能引起药物在体内蓄积，引起药物的不良反应，甚至中毒。因此，在医生的专业指导下调整服药剂量才是安全的。

　　尤其对于老年人来说，服用加倍剂量的催眠药可能导致严重

　　　　　　　　　　　　　　老年人睡出健康病不扰

的不良反应，比如出现走路不稳、运动协调性差、言语异常等共济失调症状，严重者可能出现呼吸抑制而威胁生命。催眠药的服用应当在医生的指导下从小剂量开始，根据睡眠改善的具体情况来逐渐增加剂量，而且一旦达到有效剂量后，不要轻易调整药物剂量。给药的原则是：按需、间断、足量，即按照需要服药。比如，估计自己入睡困难的时候，在上床前 5~10 分钟或者上床后 30 分钟仍不能入睡时服用，还要根据睡眠情况调整用药剂量和治疗持续时间。如果服药后仅一次效果不佳，可以再观察一段时间，确定不是偶然原因，则应及时就医寻求专业的指导，进行药物剂量的调整。

149. 肝肾功能不全的人，应用催眠药需要注意什么

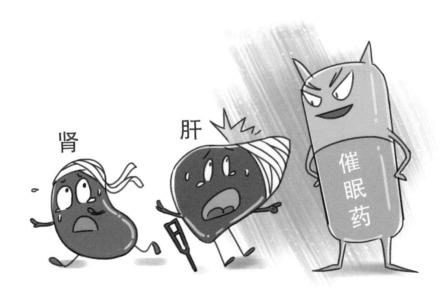

大多数催眠药都经肝脏分解，由肾脏排泄。肝功能不全的患者，药物代谢受到影响，药物的生物转化减慢，血液中的药物浓

度增加，药物作用增强，甚至产生毒性反应，因此需要减少药物的服用剂量或者减少用药的次数。同样的，肾功不全的患者因为肾功能损害，主要经肾脏排泄的药物消除减慢，血浆半衰期延长，药物在体内的蓄积增加，甚至可能产生毒性反应，也需要对药物剂量或用药频次进行调整。因为可能引起肝性脑病，肝肾功能不全患者禁用某些催眠药。肝肾功能不全的患者在就诊时应提前告知医生，医生对患者的肝肾功能情况进行综合评估，确保能够选择合适的药物、合适的剂量进行治疗。肝肾功能不全的患者在药物治疗过程中也应该重视肝肾功能的监测，遵医嘱服药并定期复查。

150. 治疗失眠的药物能长期服用吗

　　治疗失眠的药物是不建议长期服用的。按照当前比较权威的临床治疗指南——《中国失眠症诊断和治疗指南》推荐，治疗失眠的药物疗程应根据患者睡眠情况来调整，一般选择连续治疗的药物疗程均短于 4 周；如果需要超过 4 周的药物治疗，则需要每个月进行评估。每 6 个月或者旧病复发时，同样须对患者的睡眠情况进行全面的评估；必要时还需要改变治疗方案，或者根据患者的睡眠改善状况，适时地采用间歇治疗。治疗失眠的药物持续使用可能产生依赖性和戒断反应，这就是依赖性，也就是我们常说的成瘾性，戒断反应是指突然中断用药可能出现的激动或抑郁等症状。使用催眠药治疗的时间越长，每天的服药剂量越大，出现药物依赖和戒断反应的风险就越大。如果需要延长服用周期，需要专业医师对病情进行再评估，切记不可盲目延长药物的服用

　　　　　　　　　　　　　　　老年人睡出健康病不扰

时间。遵医嘱服药是合理用药的基础，可以减少药物不良反应的发生，保证自己的用药安全。

151. 何时换用或停用催眠药

药物治疗失眠的目的是缓解症状，即改善睡眠质量、缩短睡眠潜伏时间、减少入睡后觉醒的次数、延长有效睡眠时间，并且需要同时兼顾治疗效果和潜在的药物不良反应，从而提高患者对睡眠质量的满意度，提高患者的生活质量，帮助患者恢复社会功能。应结合临床症状、治疗目的、既往治疗的疗效、患者的倾向性意见、治疗费用、药物的可获得性、共患疾病、禁忌证、联合用药之间的相互作用、不良反应等多方面情况来选择药物种类。如果药物治疗过程中出现以下情况则需要换药：推荐治疗剂量无效；对药物产生耐受性或严重不良反应；与正在使用的其他药物发生相互作用；长期使用（>6个月）导致减药或停药困难；有药物成瘾史。如果所选的药物治疗无效或无法遵医嘱服药，可更换为另一种短效或中效苯二氮䓬类药物或褪黑素受体激动剂。换药须逐渐减少原有药物剂量，同时开始给予另一种药物，并逐渐加量，在2周左右完成换药过程。如果患者感觉能够自我控制睡眠，就应该考虑逐渐减量、停药；如果失眠与其他疾病（如抑郁症）或生活事件相关，当病因去除后，也应该考虑减量、停药。

152. 停用催眠药，直接不吃就可以吗

催眠药到底能不能直接停用，需要具体看患者服用的药物种

类、剂量的大小、服用时间长短等。一般来说，连续服药后是不建议直接停药的，应通过减量以逐渐停用，逐步减少睡前药量和/或将连续治疗变更为间歇治疗。如前2周分别减少原剂量的25%，之后减量速率降低，直至停药；或每2周减少原剂量的20%，直至停药。在减停催眠药时可能会出现入睡困难、早醒等类似失眠的症状，应该继续坚持失眠认知行为治疗，逐渐调整，尽量不要再把药物剂量加回来。对于长期用药的失眠患者，为了防止药物依赖和保证疗效，可以采用替代法，也称交叉用药法来调整用药方案。但是请一定注意，无论采取何种停药的方式，一定要在医师的指导下进行，不可自行突然中止药物治疗，应逐步减量、停药以减少失眠反弹，有时减量过程需要数周至数月。

153. 治疗失眠的药物都应该在睡前服用吗

选择何时服用药物取决于药物的起效时间。催眠药的起效时间有快有慢，但一般都应在睡前服用。治疗失眠的药物分为苯二氮䓬类药物、非苯二氮䓬类药物、具有镇静作用的抗抑郁药和其他药物，这些药物都可以在睡前服用。专业的临床治疗指南推荐治疗失眠症状的用药原则为个体化、按需、间断、足量，即根据自身情况服用药物。预期入睡困难时，推荐在上床前5~10分钟服药，或者是上床30分钟后不能入睡时立即服药；慢性失眠的患者，夜间醒来无法再入睡，且距离预期起床时间>5小时时应用非苯二氮䓬类药物，如唑吡坦、扎来普隆等进行间断治疗，即每周有几晚服药而不是连续每晚用药。此外，催眠类药品具有镇静、松弛肌肉的作用，用药后会出现困倦、头晕、乏力、反应时间延长等，患者可能发生跌伤、撞伤，或者其他严重损伤，所以用药后需要保证 7~8 小时的充足睡眠。

154. 治疗失眠的药物常见的副作用有哪些

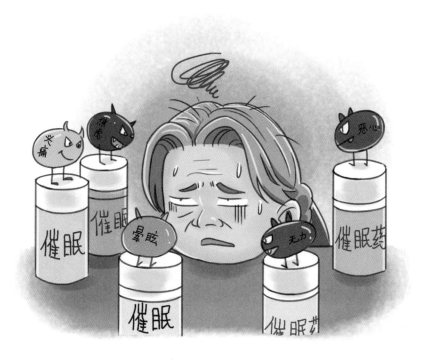

　　药物的副作用也就是我们常说的药品不良反应，是指合格的药品在正常的用法用量下产生的与治疗目的无关的不希望出现的反应。正规药品在合理使用的情况下，药物浓度会保持在一个既能治疗疾病又相对安全的范围内，一般都是很安全的。但是由于多方面的原因，药物在每个人体内的过程存在差异，导致同一药品不同人使用后产生的作用并不完全相同。苯二氮䓬类药物常见的不良反应主要有不同程度的倦怠、头重脚轻、反应迟缓、运动不协调、精神和运动功能障碍、情绪紊乱和顺行性遗忘症，较常见的不良反应有头痛、眩晕、口干、视物模糊、无力、食欲缺乏、便秘、谵妄、遗忘、上腹部不适、恶心、呕吐、潜在的依赖性、次日残留的镇静作用、使慢性阻塞性肺疾病和阻塞性睡眠呼吸暂停综合征的症状恶化，以及突然停药引起的戒断综合征等。有研究表明，这些中枢神经系统不良反应的严重程度和发生率通常是随着年龄增长而升高的。非苯二氮䓬类对正常睡眠结构的破坏较小，日间镇静和其他不良反应较少，比苯二氮䓬类更安全。

155. 老年人应用催眠药需要注意什么

有的老年人由于严重失眠不得不靠药物来催眠，久而久之与催眠药就成了"好朋友"，觉得多服点没关系，这种现象在中老年朋友中十分普遍。其实，长期使用催眠药可能产生依赖性。权威临床指南——《中国失眠症诊断和治疗指南》推荐老年失眠患者首选心理和行为干预治疗，其次考虑药物治疗。药物治疗的原则是减少服药种类，1天服用1~2次，从小剂量开始，充分了解所用药物的药理作用及相互作用，注意调整剂量。首选非苯二氮䓬类结合非药物治疗。苯二氮䓬类虽然短期内能改善睡眠状况，但可能会增加痴呆、跌倒的风险，不建议作为老年人的首选。切记在服药期间应避免饮酒，酒精与催眠药相互有增强作用，使人反应迟钝、昏睡，甚至昏迷不醒；服药期间还应小心活动，如果在坐或躺后迅速起身，可能出现头昏或晕倒，因此应缓慢起身，爬楼梯也请小心，避免摔伤；尽量避免驾驶等危险行为。此外，老年人通常记性不好，听力、视力减弱，服哪种药、什么时候服一定要听清、记清，防止忘记吃药或者吃错药。要做到遵医嘱服药，出现药物不良反应及时就医咨询，定期复查，就诊时将所有疾病和用药情况告知医生。

156. 服用催眠药后出现睡行症，应该停药吗

睡行症是一种睡眠期间的异常动作和行为，是睡眠和清醒同时存在的一种意识改变状态，是复杂睡眠行为的一种表现，患者在睡眠过程中起床在室内或户外行走或做一些简单活动，如开车、打电话、吃饭等。发作时注意力、反应性及运动技能水平都很低，多数情况下会自行或在他人引导下回到床上，无论是即刻清醒或次日醒来均不能回忆出当时情景。有临床研究表明，所有治疗失眠药物均可能引发复杂睡眠行为，但唑吡坦、扎来普隆、艾司佐匹克隆和三唑仑似乎比其他催眠药更常见。对于复杂睡眠行为发生率和危险因素目前还没有肯定的结论。在一系列研究中，对与非苯二氮䓬类催眠药相关的任何严重程度的复杂睡眠行为的估计范围从 3% ~ 25% 不等，给药剂量超过推荐剂量则发生率更高。较高剂量似乎是复杂睡眠行为的危险因素，但至少在一项研究中，较高剂量与年轻人的风险相关，但与老年人的风险无关。虽然大多数事件都是不严重的，但也有一些罕见的严重伤害，甚至死亡病例的报道。如果出现了睡行症等复杂睡眠行为，应该立即就诊寻求专业帮助。如果是长期用药，可能出现依赖性，不可突然停药，如果是短期用

药则无须逐渐停药。如何进行催眠药的逐渐减量直至停药，以及失眠的后续治疗都需要医生的专业判断。

157. 催眠药能和食物同服吗，餐后可以立即服用吗

催眠药的作用在于缓解失眠症状，改善睡眠和/或延长有效睡眠的时间，缩短睡眠潜伏时间，减少入睡后觉醒的次数，提高睡眠质量。因此，催眠药的服用时间应该根据其起效时间来确定，有的催眠药起效很快，有的起效稍慢，前者在临近睡前服用即可，后者可能需要提前 15~30 分钟服用。一般需要随餐服用的药物主要是因为药物本身是脂溶性的，餐后胃肠道内的高脂肪环境能够更好地让药物吸收，还有一些药物本身对胃肠道有刺激，那么和食物同服可以减少此类不良反应。所以，一种药物到底什么时间服用，需要具体药物具体分析。比如艾司唑仑、唑吡坦和扎来普隆不要与高脂高蛋白食物同服，也不建议在餐后立即服用，可能会延缓吸收，降低其药效；而苯巴比妥如果引起胃肠道的不适，则建议与食物同服以减轻不适感。除需要缓解副作用的不适症状的药物外，大部分催眠药均建议在睡前服用。

158. 催眠药能和其他类药物合用吗

老年人常常罹患多种疾病，需要多药治疗，催眠药能否和其他类药物一块儿服用这个问题无法一概而论。因为药物与药物间的相互作用比较复杂，老年朋友如果需要多药合用，应该在就诊时将自己所用全部药品都告知医生，方便医生为自己选

老年人睡出健康病不扰

择合适的药物，避开有风险药物的相互作用。比如，唑吡坦和抗结核药利福平合用，可能使唑吡坦的作用降低，因为利福平使代谢唑吡坦的酶作用增强，唑吡坦的代谢清除增强，原本消除一半的唑吡坦需要 2.5 小时，合用利福平后只要 1.6 小时，这样要想达到唑吡坦原来的效果，可能就需要加大唑吡坦的药量；催眠药地西泮、阿普唑仑、佐匹克隆、唑吡坦、扎来普隆与抗组胺药氯苯那敏、苯海拉明、依巴斯汀、西替利嗪等合用会增强中枢神经系统的抑制作用；唑类抗真菌药可以抑制催眠药佐匹克隆、扎来普隆的代谢酶，合用后使佐匹克隆、扎来普隆代谢减慢，血药浓度升高，药理作用增强。所以，为了能够安全地实现多病治疗，就诊时请一定将自己的所有用药告知医生。

159. 正在服用治疗失眠的药物，能喝酒吗

正在服用治疗失眠的药物不能喝酒。催眠药与酒精共同作用，会增加中枢神经系统抑制，出现困倦、头晕、乏力、嗜睡、视物模糊、复视、精神警觉程度降低，甚至梦游等不良反应，这些情况轻则会对日常活动产生不利的影响，重则危及生命，所以服用催眠药期间禁止喝酒。需要注意的是，市面上有许多饮料或者食物中也含有酒精成分，比如酒心巧克力、醉虾、醉蟹等，一定要注意区分，服药期间不要误食。还有一些药物中也含有酒精成分，如藿香正气水、十滴水、感冒止咳糖浆、复方甘草口服溶液、地高辛口服溶液、环孢素口服溶液、硝酸甘油气雾剂、沙丁胺醇气雾剂、硝酸异山梨酯喷雾剂等。

酒精和烟草都可以诱发失眠。人们常常说饮酒助眠，实则不然。酒精最初可以起到镇静剂的作用，让人短时间昏沉欲睡，但是酒精会破坏睡眠结构，让睡眠变浅、易醒，降低睡眠质量，导致睡眠紊乱。此外，酒精也会抑制呼吸中枢，正是导致睡眠问题的元凶。所以，不只在服药期间应禁止喝酒，在日常生活中，也要避免在傍晚中度到重度饮酒。

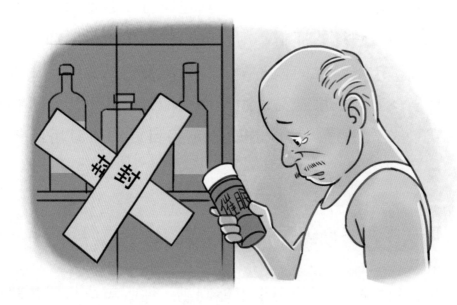

160. 正在服用治疗失眠的药物，能吃含咖啡因的食物吗

正在服用治疗失眠的药物，不建议吃含有咖啡因的食物。不知道大家是否有这种想法："药物入口苦，那就吃块巧克力让自己开心一下吧！""找不到白水，那就用黑咖啡或者茶水送服吧。"首先，这些行为都是不可取的。服药期间大量摄入含有咖啡因的饮料和食物（如咖啡、茶、可乐、巧克力等），会影响部

　　　　　　　　　　　　老年人睡出健康病不扰

分治疗失眠药物的疗效，如影响奥沙西泮的抗焦虑作用、降低咪达唑仑的疗效等，所以用药期间不建议服用含有咖啡因的食物。而且，咖啡因会使大脑皮质兴奋，能够短暂驱走困意并恢复精力，有加重失眠的风险，所以即使在未服药期间，为了不影响睡眠，也应该减少咖啡因的摄入。如果确实需要喝咖啡，应该尽量保证在上午食用，尽量在 15：00 以后不再喝咖啡，这样等晚上入睡时咖啡因已经基本代谢掉了，不会影响睡眠。当然，有些人对咖啡因特别敏感，即使早上喝咖啡也会影响晚上的睡眠，那就只能限制咖啡因的摄入了。

161. 正在服用催眠药能吃葡萄柚吗

我们所熟知的葡萄柚含有丰富的维生素 C，无钠、低脂、高钾、高叶酸，且含有降低胆固醇的天然果胶，受到很多人的青睐。然而，研究表明葡萄柚汁可以影响体内多种酶的代谢，而这些酶也恰恰在药物代谢过程中担任重要角色。在我们的身体里有一种全名为细胞色素 P450 3A4 酶（CYP3A4）的代谢酶，CYP3A4 会使一些药物作用减弱，也会使一些药物作用增加。而葡萄柚汁是日常食物中最常见的 CYP3A4 抑制剂，如果食用葡萄柚汁的同时正在服用某些催眠药，如阿普唑仑、咪达唑仑，可能会增强催眠药的中枢神经抑制作用，出现严重的不良反应。因此，在服用这些催眠药时，应避免食用葡萄柚以及含有葡萄柚汁的食物，如杨枝甘露等果汁甜品。

除了催眠药，还有一些药物也不能与葡萄柚汁同服。如葡萄柚汁与非洛地平合用后，非洛地平的降压作用增强，患者的血压下降幅度更大，有些患者甚至出现更多的不良反应，如头晕、头痛等症状；而葡萄柚汁与环孢素 A 合用后，会明显升高该药的血药浓度；另外，降血脂药辛伐他汀和洛伐他汀也较容易受到葡萄柚汁的影响，易引起横纹肌溶解等严重毒性反应。为了避免不良反应，保证药物安全，如果在服用药物期间食用葡萄柚汁，一定要确认是否存在不良相互作用。

162. 服用镇静催眠药能开车吗

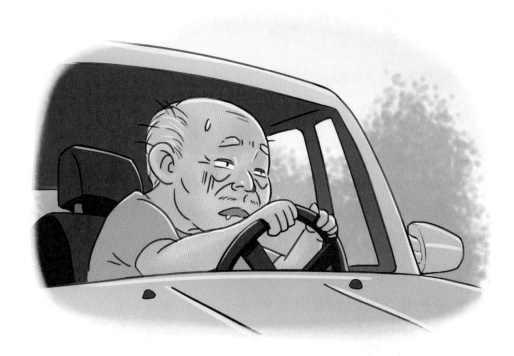

　　镇静催眠药抑制中枢神经系统，服用后可能出现嗜睡、头晕、麻木、注意力不集中、反应时间延长、视物模糊、警觉性降低等症状，大大增加发生意外的风险。服药后应保证 7~8 小时充分休息的时间，在此期间避免驾驶、操作机械或高空作业。当

老年人睡出健康病不扰

然，有驾驶需求的人在就诊时要向医生主动说明，在医生制订治疗方案时作为参考因素，若治疗方案中包含镇静催眠药，患者还是要严格遵医嘱，服药期间不开车。此外，还应警惕所有镇静催眠药都有可能影响次日清晨的精神警觉性，即使患者意识完全清醒，其精神警觉性也有可能受到损害，注意此期间应尽量避免开车。

163. 刚刚超过保质期的催眠药能继续服用吗

药品只要超过保质期就不应当继续服用，即使是刚刚过期几天。药品经过长时间的存储，会发生一系列的变化，因为药品过期后要么有效成分的含量已大大下降，要么产生了新的物质，可能对人体有害，所以服用过期药品可能无效，也可能对身体产生伤害。这里所说的有效期是指药品在没有开封的情况下，按照规定条件进行存储的使用期限。如果药品已经开封，未用完的药品接触到了外界环境的氧气、水分后就会发生氧化变质、潮解等化学或者物理变化，这时候药品的使用期限就达不到保质期那么久了。一般来说，催眠药为片剂或者胶囊剂居多，如果是瓶装片剂，应在开封后 6 个月内用完。此外，如果药品外观出现变化就绝对不能再使用，如胶囊软化、粘连、产生霉变、出现异味，颗粒剂结块、受潮等。

那么过期药品该怎么处理呢？如果您的城市已经启动了垃圾分类，可按照有害垃圾进行投放。如果您的城市没有启动垃圾分类，可将药品包装破坏后，随生活垃圾丢弃。

164. 常用催眠药的保存需要注意什么

常用的催眠药多数为片剂或胶囊剂，只要按照药品说明书的要求进行保存即可。如果要求避光、遮光保存，说明药品成分对光照是很敏感的，暴露在光线下会分解，最好直接保存在药品原包装内，把药盒放在阳光不能直射的区域；如果药品要求密封保存，是因为空气中的氧气、二氧化碳等会使药物变质，就要打开服用后立即封好，不要长时间暴露在空气中；药品也不能放在潮湿的环境中，吸收空气中的水分会使药品发生霉变；常温贮存的温度要求为 10~30℃，阴凉处贮存是指温度不超过 20℃，凉暗处贮存则要求避光且温度不超过 20℃。此外，还应注意药品保存时不要丢弃药品原包装和药品说明书，药品包装盒上一般都包括详细的药物信息，比如药品名称、生产日期等，而药品说明书里面对药品的适应证、用法用量、不良反应、注意事项等都有详细说明，应当随药品一起保管好，方便查阅。

165. 服用催眠药期间需要定期进行化验检查吗

失眠虽不属于危重疾病，但危害人们的身心健康，影响人们的生活质量。药物是治疗失眠症的重要方法之一。在失眠症的治疗过程中，一般需要每个月进行一次临床症状评估；每 6 个月或者旧病复发时，对患者的睡眠情况进行全面评估，分析治疗效果和制订下一步的治疗方案。中止治疗 6 个月是失眠症状复发的高危时期，同样需要重新进行评估。在每次评估过程

老年人睡出健康病不扰

中，在评价催眠药治疗效果的同时，也要关注催眠药可能产生的不良反应，嗜睡、头痛、眩晕、恶心、便秘、皮疹、白细胞减少等，通过一些化验检查项目可以发现不良反应发生的具体情况。尤其肝肾功能情况影响催眠药的选择，有些催眠药对于肝肾功能损伤的患者是禁用的，有些催眠药需要减量服用。服药期间定期进行化验检查可减少副作用和对身体的损害，并且能及时调整药物剂量和得到有效治疗。所以，服用催眠药期间要按照医嘱定期复查，通过复查规范失眠治疗过程，安全合理用药。

166. 哪些抗感染药物可能引起失眠

抗感染药物包括抗菌药、抗病毒药、抗真菌药等。其中可能引起失眠的药物以抗菌药居多，如环丙沙星、左氧氟沙星等喹诺酮类药物的神经系统不良反应属于其最常见的不良反应，大多数较轻微，比如头痛、头晕或暂时性心境或睡眠模式改变，可能与喹诺酮类直接作用于中枢神经系统，抑制 γ - 氨基丁酸与其受体结合有关。头孢曲松、阿奇霉素、克拉霉素也可能产生失眠的不良反应。抗病毒药利巴韦林、抗真菌药物伊曲康唑等也被报道可引起睡眠异常等不良反应。其实，不仅仅是抗感染药物，抗抑郁药、中枢兴奋类药物、心血管药物、麻醉性镇痛药、酒精、烟草都可能诱发失眠。在使用这些药物时应引起注意，一般这样的药源性睡眠障碍通过停药、换药即可得到缓解。

167. 哪些呼吸系统用药可能引起失眠

呼吸系统用药中平喘药麻黄碱、伪麻黄碱、茶碱、氨茶碱等，可兴奋大脑皮质和中枢神经系统，引起兴奋、失眠；白三烯受体拮抗剂孟鲁司特钠用于哮喘、鼻炎等过敏性疾病的预防和治疗，美国食品药品管理局依据该药上市后针对用药者的监测结果发布警告指出，服用此类药物期间应监测神经精神状况，如烦躁不安、抑郁、失眠、自杀念头及行为。还有一些呼吸系统常用药物，比如用于镇咳的右美沙芬、平喘的丙卡特罗和异丙托溴铵、祛痰的复方甘草片等都有可能导致神经系统不良反应。若出现以上症状，也不必过于担心，及时就诊寻求专业指导即可。药物具有两面性，有治疗作用也可能产生不良反应，只是发生不良反应的概率一般较低，我们只需在用药期间密切关注身体状况，发现不良反应及时停药，不良反应通常就会消失，而不需要药物来消除。

168. 糖皮质激素类药物可能引起失眠吗

糖皮质激素类药物可能会引起失眠，而且无论是口服还是吸入糖皮质激素都有可能引起失眠。有一项大型研究分析了1 066位使用糖皮质激素超过6个月的类风湿关节炎患者，发现瘀斑、下肢水肿、真菌病、羊皮纸样皮肤、呼吸急促以及睡眠紊乱的发生率随剂量增加呈线性增加。如果患者过去从未失眠，也没有精神障碍问题，不存在一些可能伴随失眠症状的疾病，而在开始糖皮质激素类药物治疗后不久便出现了失

老年人睡出健康病不扰

眠症状，那么就可以判断失眠症状很可能是糖皮质激素产生的不良反应。建议患者可以通过缓解紧张情绪、建立良好的睡眠习惯，营造舒适的睡眠环境等方式来尝试改善睡眠状况，如果效果欠佳，那么就应当及时就诊咨询对策。一般通过降低糖皮质激素的剂量、选择白天更早的时间给药可减轻睡眠紊乱的情况，如果失眠情况没有逐渐改善，可以同时给予镇静药。

169. 抗抑郁药会引起失眠吗

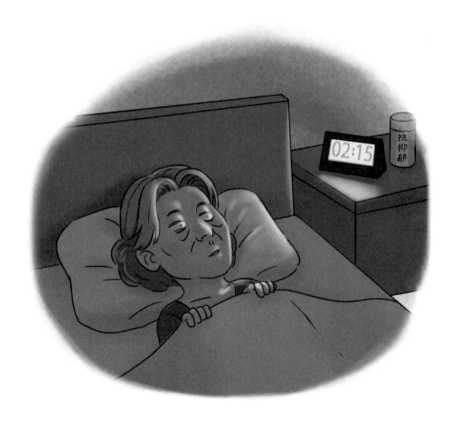

其实抗抑郁药既可能改善睡眠障碍，也可能诱发或加重睡眠障碍。一方面，抗抑郁药具有镇静作用，可以改善睡眠，消

除病理性情绪低落，提高情绪，缓解焦虑。其实抑郁症、焦虑症等疾病都有失眠症状，即使是单纯失眠症患者，也常见焦虑、抑郁情绪，这种情况还没有严重到被诊断为焦虑症、抑郁症的程度，但仍然需要对症处理，这时抗抑郁药就会派上用场。曾有研究发现，因失眠前去就诊的患者中，导致他们痛苦的原因其实并不是入睡慢、睡得少，而是同时存在的焦虑、抑郁。抗抑郁药可以使这样的患者病情得到改善，多数患者服药之后会增加睡眠时间、改善睡眠质量。另一方面，一些抗抑郁药也可能产生失眠、入睡困难、睡眠时间缩短、睡眠过多、睡眠周期变化、头晕、头痛、焦虑、意识模糊、烦躁不安等不良反应。服用抗抑郁药的患者最好详细了解药物可能出现的不良反应，如果从前没有失眠情况，而服用抗抑郁药后出现失眠、睡眠障碍等，应当注意观察，引起注意，必要时及时就医。大部分不良反应会随着治疗时间的延长逐渐减轻或者消失，一般不需要停药。

170. 治疗失眠，中成药好还是草药好

中草药方是医生针对每位患者自身病情制订的"专属"方子，一般由 10~20 味药，甚至更多组成。而中成药的剂量和药味是预先配制好的，缺乏灵活性，治疗的病症一般比较单一，不能治疗临床上比较复杂的疾病，其优点是药品的保存和携带比较方便。如果仅仅是失眠，考虑到方便，可以选择中成药。但如果病情复杂，则选择草药更为合适，这样不同病症都能做到对症下药。如果特殊情况治疗疑难杂症需要用到特殊比例的草药，也是

老年人睡出健康病不扰

选择中药汤剂比较有针对性。但是，等待取草药的时间较长，如果回家自己煎煮还要选择最佳的煎煮容器，需要注意先煎后下、另煎等煎药技术。中药一般需要煎煮两次，也就是我们所说的"头煎""二煎"。另外，煎煮后的药液如何储存等，都是使用草药需要考虑的问题。那是否存在既有中成药的便携性又有草药汤剂的灵活性的中药剂型呢？答案是有的。有些医院已经实现"一人一方"的中药配方颗粒、丸剂、散剂的供应，配方颗粒就是根据浓缩提取工艺把单味药加工成统一规格、统一剂量标准的新型配方用药，无须煎煮，直接冲服，而"一人一方"丸剂、散剂是通过浓缩工艺将汤剂加工成丸剂或散剂。这些剂型从一定程度上保持了传统中药饮片的特征，可以作为传统草药汤剂的替代选择。

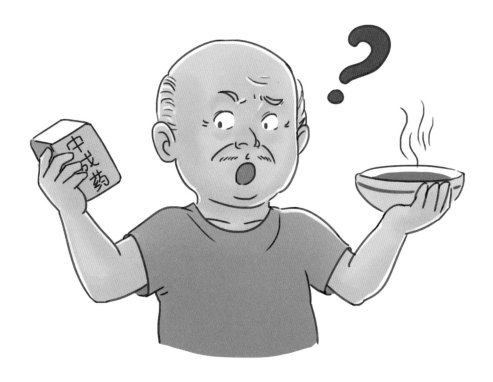

171. 中药治疗失眠是不是不会有任何副作用

失眠有实证和虚证之分，治疗的中药分为重镇安神药和养心安神药。重镇安神药物多为矿石、化石类，具有质重沉降之性，有镇定心神、平惊定志、平肝潜阳等作用。主要用于心火炽盛、痰火扰心、肝郁化火及惊吓等引起的心神不宁、心悸失眠及惊痫、肝阳眩晕等症。常见药物有朱砂、磁石、龙骨、琥珀等。养心安神药多为植物类种子、种仁，具有甘润滋养之性，故有滋养心肝、益阴补血、交通心肾等作用，主要适用于阴血不足、心脾两虚、心肾不交等导致的心悸怔忡、虚烦不眠、健忘多梦、遗精、盗汗等证。常见药物有酸枣仁、柏子仁、灵芝、远志、首乌藤、合欢皮等。很多人认为中药来源是天然的，没有副作用，其实中药也是药，也具有两重性的特点，既有治疗的有益作用，也可能产生有害的不良反应。我们见到的很多中成药说明书中"不良反应"标注的是"尚不明确"，其实并不是说这个中成药没有副作用，只是在临床试验中没有观察到。作为患者，应当在就诊时详细告知自己的疾病和服用药物情况，及时向医生或者药师咨询，方便医生为患者选择合适的中药。认为中药没有副作用而自行选择中药治疗是存在风险的，中药的治疗讲究对症，专业的事应该交给专业的人，让中药的使用既有效又安全。

172. 治疗失眠的中药，能长期服用吗

现在很多人失眠，不想服用西药，觉得西药副作用大，就选

择服用中药来治疗自己的失眠。其实，无论是中药还是西药，都是药物治疗。在失眠症的治疗中应首选睡眠卫生教育，预防和纠正不良的睡眠行为和观念，去除诱发失眠的因素，必要时才选择药物治疗，并且不推荐长期用药，而应当按需、间断、足量服用。中药治疗失眠也是按照疗程来治疗的，并且需要定期评估治疗效果，调整治疗方案，所以治疗失眠的中药一般不会长期服用。而且，一些安神的中药中含有朱砂，朱砂所含重金属主要有汞、铅、镓、银等十几种，经过特殊的炮制工艺才能入药，长期服用存在中毒的风险。即使不含有朱砂等有毒成分，任何药物都需要经过肝脏、肾脏代谢、排出体外，长期服用都会加重肝脏、肾脏的负担，尤其老年人肝肾功能衰退，更应当慎重用药。

173. 服用中药治疗失眠需要注意什么

中医治疗失眠症有着悠久的历史，具有明显的特色和优势，有助于提高人们的生活质量，减少与失眠症相关的精神障碍、心理障碍、亚健康状态和其他内科疾病，因此受到人们的普遍关注。服用中药治疗同样需要以非药物疗法和以预防为主的方法为基础。患者就医时应当将自己曾经用过的药物和现在正在服用的药物，及其剂量、用法、持续服用时间、有否换药、有否突然停药、药物的疗效怎样等信息告知医生，方便医生选择个体化治疗方案。如果患者长期服用镇静催眠药，则应在服用中药治疗失眠后，逐步减量西药，最终达到以中药治疗为主的目的。治疗期间也应当密切注意治疗过程中的动态变化，按时复查。根据中医阴阳睡眠理论："平旦阳气升，日中阳气隆"，结合现代时间生物学的认识，可采用宋代许叔微提出的服用药物方法："日午间，夜睡服"，即在每天中午饭后 1 小时和晚饭后 1 小时服用。这种服用药物的方法古人已有经验，临床常可以收到较好的疗效。还要注意，服药期间不饮酒，不吸烟，忌辛辣、油腻、刺激性食物，避免睡眠前的干扰因素。

174. 中药泡脚能治疗失眠吗

推拿按摩、药枕、足底按摩、足浴（泡脚）等外治方法，在一定程度上可以缓解患者的紧张情绪，适合于紧张性失眠。中药泡脚可以作为失眠的一种辅助疗法，可以选择单味药泡脚，也可以选择组方泡脚。单味药泡脚比如花椒水泡脚，所用的就是用我们日常生活中的常见调味品花椒。花椒其实也是一种中药，它有温经散寒、杀虫止痒的功效，用它泡脚不仅促进血液循环，还能散寒。组方泡脚比较多，一般多是水煎，武火煮沸后文火煎 20 分钟，放至合适温度泡脚。肝郁血虚者可用柏子仁、酸枣仁、柴胡、当归、熟地、川芎各 10g，肝郁化火者则用菊花、黄芩、夜交藤各 20g，阴虚火旺者可选生地黄、山茱萸、牡丹皮、茯神、黄芩、酸枣仁、百合各 10g，心脾两虚者用南沙参、炒白术、茯神、炙甘草、当归、酸枣仁、远志各 10g，心胆两虚者用南沙参、茯神、远志、石菖蒲、酸枣仁、生龙骨、生牡蛎各 10g。

175. 中药泡脚需要注意什么

首先，泡脚时间不宜过长。一般泡脚 15 ~ 30 分钟左右为宜。热水泡脚会使人体血液循环加快、心率加快，如果泡脚时间

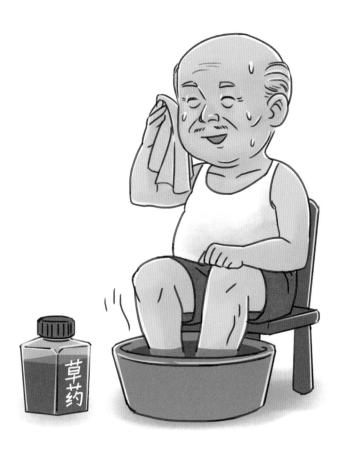

过长，可能增加心脏负担。

其次，泡脚的水温不宜过热。水温最好维持在 38～43℃之间，泡到后背感觉有点潮热，或者额头微微出汗即可，因为此时经络已经上下贯通了。过高水温不仅容易烫伤皮肤，引起红肿疼痛，还会在短时间内引起血管的扩张。心脑血管疾病患者尤其要注意，泡脚时间过长、水温过高，会诱发或加重病情，甚至带来致命的后果。因为在天气寒冷时长时间热水泡脚，血管可能因受到强烈刺激而发生意外。

糖尿病患者泡脚需要特别留意水温的高低。一些糖尿病患者可能有末梢神经病变，即使水温很高，他们也可能感觉不到，极易被烫伤。而且，糖尿病患者的皮肤脆性较大，长时间热水浸泡后容易脱皮，引发皮肤感染。如脚部皮肤出现破裂则千万不要泡脚，防止引起皮肤感染。

体质较弱的老年人，尤其是超过 80 岁的高龄老人，泡脚时除了要注意时间和水温，还应在家属看护下泡脚，一旦发现不适应立即停止，并采取急救措施，以免发生意外。特别是初次尝试热水泡脚的老年朋友，更应该注意。

（李影影）

老年人睡出健康病不扰

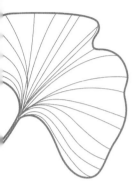

图书在版编目（CIP）数据

老年人睡出健康病不扰/北京老年医院组织编写；
李长青主编. --北京：人民卫生出版社，2023.9
（相约老年健康科普丛书）
ISBN 978-7-117-35241-3

Ⅰ.①老… Ⅱ.①北… ②李… Ⅲ.①老年人—睡眠
—关系—健康—普及读物 Ⅳ.①R163-49

中国国家版本馆CIP数据核字（2023）第181685号

人卫智网	www.ipmph.com	医学教育、学术、考试、健康， 购书智慧智能综合服务平台
人卫官网	www.pmph.com	人卫官方资讯发布平台

相约老年健康科普丛书
老年人睡出健康病不扰
Xiangyue Laonian Jiankang Kepu Congshu
Laonianren Shuichu Jiankang Bingburao

组织编写：北京老年医院
主　　编：李长青
出版发行：人民卫生出版社（中继线010-59780011）
地　　址：北京市朝阳区潘家园南里19号
邮　　编：100021
E - mail：pmph @ pmph.com
购书热线：010-59787592　010-59787584　010-65264830
印　　刷：北京盛通印刷股份有限公司
经　　销：新华书店
开　　本：787×1092　1/16　印张：12.5
字　　数：140千字
版　　次：2023年9月第1版
印　　次：2023年10月第1次印刷
标准书号：ISBN 978-7-117-35241-3
定　　价：55.00元
打击盗版举报电话：010-59787491　E-mail：WQ @ pmph.com
质量问题联系电话：010-59787234　E-mail：zhiliang @ pmph.com
数字融合服务电话：4001118166　E-mail：zengzhi @ pmph.com